Giermann / Schindl / Thees

E-Rezept

Giermann / Schindl / Thees

E-Rezept

Arbeitshilfe für die Apotheke

Florian Giermann, München
Mathias Schindl, München
Carlos Thees, München

19 Abbildungen, 1 Tabelle

Deutscher Apotheker Verlag

Zuschriften an
lektorat@dav-medien.de

Anschrift der Autoren
Florian Giermann
NOVENTI Health SE
Tomannweg 6
81673 München

Dr. Mathias Schindl
NOVENTI Health SE
Tomannweg 6
81673 München

Carlos Thees
NOVENTI Health SE
Tomannweg 6
81673 München

Hinweis: Im Sinne einer besseren Lesbarkeit wird auf die gleichzeitige Verwendung männlicher und weiblicher Sprachformen verzichtet. Alle Formen schließen Personen jeglichen Geschlechts ein.

Bibliografische Information der Deutschen Nationalbibliothek
Die Deutsche Nationalbibliothek verzeichnet diese Publikation in der Deutschen Nationalbibliografie; detaillierte bibliografische Daten sind im Internet unter https://portal.dnb.de abrufbar.

1. Auflage 2022
ISBN 978-3-7692-7844-6 (Print)
ISBN 978-3-7692-7923-8 (E-Book, PDF)

Birkenwaldstraße 44, 70191 Stuttgart
www.deutscher-apotheker-verlag.de
Printed in Germany

Satz: primustype Robert Hurler GmbH, Notzingen
Druck und Bindung: Kohlhammer Druck, Stuttgart
Umschlagsabbildung: Free_styler/shutterstock.com
Umschlaggestaltung: deblik, Berlin

Vorwort

Ursprünglich war das E-Rezept zeitgleich mit der Einführung der elektronischen Gesundheitskarte (eGK) zum 01. Januar 2006 geplant. Bekanntlich scheiterte dieses Vorhaben jedoch und so wurde es lange Zeit still um das elektronische Rezept.

Ende Januar 2019 berichtete der Norddeutsche Rundfunk über den Start eines Modellprojekts der Techniker Krankenkasse (TK) zur Einführung eines elektronischen Rezepts in einer Apotheke und einer diabetologischen Praxis im Hamburger Stadtteil Wandsbek. Sowohl für die Apotheken-Fachmedien als auch für das Ärzteblatt war dieses Pilotprojekt jedoch kaum mehr als nur eine Randnotiz. Immerhin kam dadurch wieder Bewegung in das Thema E-Rezept. Am aufschlussreichsten ist jedoch der Titel des Beitrags, der im Blog der am Pilotprojekt selbst beteiligten TK veröffentlicht wurde. Er lautet „Schluss mit der Zettelwirtschaft".

Seitdem ist viel Zeit vergangen. Während die Apotheken in Deutschland aufgrund der COVID-19-Pandemie in den Jahren 2020 und 2021 dringendere und wichtigere Aufgaben übernommen haben, wurde im Hintergrund weiter an der Einführung des E-Rezepts gearbeitet. Ob dadurch wirklich Schluss sein wird mit der Zettelwirtschaft oder ob die „Zettel" nur anders aussehen werden, ist zum Zeitpunkt des Verfassens dieser Arbeitshilfe noch nicht so ganz klar.

Klar ist hingegen, dass das E-Rezept enormes Potenzial für Leistungserbringer und Patienten birgt. Neben diesen Chancen beinhaltet jede technologische Neuerung aber auch Risiken. So muss auch bei der elektronischen Übermittlung von ärztlichen Verordnungen beispielsweise der Datenschutz jederzeit gewährleistet sein. Hier sind vor allem an die zum Einsatz kommenden technischen Komponenten höchste Ansprüche zu stellen.

Mit am meisten von dem Umbruch betroffen, der mit dem E-Rezept einhergehen wird, dürften Apotheken sein. Immerhin machen ärztliche Verordnungen im Schnitt gut 90 Prozent des Umsatzes aus. Mit dem E-Rezept wird diese Verordnung nun physisch losgelöst vom Standort des Patienten und ein transformatorischer Prozess, der ohnehin schon seit vielen Jahren in Gang ist, noch einmal weiter verstärkt werden.

In dieser Arbeitshilfe wollen wir den Lesern zeigen, wie sie sich auf das E-Rezept ideal vorbereiten können, wie sie in ihrer täglichen Arbeit damit umgehen und wie sie es hoffentlich zur Stärkung der guten Versorgungsstruktur in Deutschland und zum Wohle der eigenen Apotheke nutzen können – damit Gesundheit Zukunft hat!

Unser Dank geht an alle unsere Kollegen, die uns zu diesem Thema und vielen anderen seit Jahren fleißig unterstützen. Ganz besonders bedanken möchten wir uns beim Deutschen Apotheker Verlag, insbesondere bei Nadine Metzger und Luise Keller, dafür, dass sie mit der Idee für dieses Arbeitsheft auf uns zugekommen sind und uns bei der doch sehr kurzfristigen Erstellung tatkräftig und kollegial unterstützt haben.

München, im Herbst 2021

Florian Giermann,
Dr. Mathias Schindl,
Carlos Thees

Inhaltsverzeichnis

Abkürzungsverzeichnis

A

AMG	Gesetz über den Verkehr mit Arzneimitteln (Arzneimittelgesetz)
AMTS	Arzneimitteltherapiesicherheit
AMVV	Arzneimittelverschreibungsverordnung
ApBetrO	Apothekenbetriebsordnung
ApoG	Gesetz über das Apothekenwesen (Apothekengesetz)
ARZ	Apothekenrechenzentrum (zur Abrechnung von Rezepten)
AVS	Apothekenverwaltungssystem

B

BÄK	Bundesärztekammer
BMG	Bundesministerium für Gesundheit
BSI	Bundesamt für Sicherheit in der Informationstechnik
BtM	Betäubungsmittel
BZÄK	Bundeszahnärztekammer

C

CAN	Kartenkennnummer (Card Access Number)

D

DAK	DAK-Gesundheit (Ersatzkasse, früher Deutsche Angestellten-Krankenkasse)
DAV	Deutscher Apothekerverband e. V.
DiGA	Digitale Gesundheitsanwendung
DiPA	Digitale Pflegeanwendung
DKG	Deutsche Krankenhausgesellschaft e. V.
DS-GVO	Datenschutz-Grundverordnung
DVG	Digitale-Versorgung-Gesetz
DVO	Dienstleister vor Ort
DVPMG	Gesetz zur digitalen Modernisierung von Versorgung und Pflege (Digitale-Versorgung-und-Pflege-Modernisierungs-Gesetz)

E

eGK	elektronische Gesundheitskarte
eMP	elektronischer Medikationsplan
ePA	elektronische Patientenakte
EPD	elektronisches Patientendossier (Schweiz)
ePF	elektronisches Patientenfach
epSOS	Smart open Services for European Patients

F

FAZ	Frankfurter Allgemeine Zeitung

G

GKV	gesetzliche Krankenversicherung
GSAV	Gesetz für mehr Sicherheit in der Arzneimittelversorgung
gSMC-KT	gerätespezifische Security Module Card für stationäre E-Health-Kartenterminals

H

HBA	Heilberufsausweis
HEK	Hanseatische Krankenkasse
HV	Handverkauf

K

KBV	Kassenärztliche Bundesvereinigung
KIM	Kommunikation im Medizinwesen
KKH	Kaufmännische Krankenkasse
KZBV	Kassenzahnärztliche Bundesvereinigung

N

NARZ	Norddeutsches Apotheken-Rechenzentrum
NFC	Nahfeldkommunikation, Near Field Communication
NFDM	Notfalldatenmanagement
NHS	National Health Service (Vereinigtes Königreich)

O

OCR	Texterkennung, eigentlich optische Zeichenerkennung, Optical Character Recognition

P

PDSG	Gesetz zum Schutz elektronischer Patientendaten in der Telematikinfrastruktur (Patientendaten-Schutz-Gesetz)
PIN	persönliche Identifikationsnummer, Personal Identification Number
PKV	private Krankenversicherung
PVS	Praxisverwaltungssystem (Arzt-Software)
PZN	Pharmazentralnummer

Q

QES	qualifizierte elektronische Signatur

S

SLA	Service Level Agreement („Dienstleistungs-Güte-Vereinbarung“)
SMC-B	Security Module Card Typ B (Institutionsausweis)
StGB	Strafgesetzbuch

T

TI	Telematikinfrastruktur
TK	Techniker Krankenkasse
TOMs	technisch-organisatorische Maßnahmen
TSVG	Terminservice- und Versorgungsgesetz

V

VPN	virtuelles privates Netzwerk (Virtual Private Network)
VSDM	Versichertenstammdatenmanagement

1 Warum eigentlich E-Rezept?

In § 2 der Arzneimittelverschreibungsverordnung (AMVV) wird detailliert aufgelistet, welche Informationen eine ärztliche Verschreibung enthalten muss. In vielen, wenn nicht gar den meisten Arztpraxen wird dabei die Verschreibung schon heute digital vorbereitet, nämlich mit einem Praxisverwaltungssystem (PVS). Darin wird neben der Behandlung, Diagnose und stichpunktartigen Gesprächsinhalten noch alles Weitere dokumentiert, das für die Abrechnung der ärztlichen Leistung und natürlich auch die weitere Therapie relevant ist. Auch die Inhalte für ein Rezept, also die Verschreibung nach § 2 AMVV, sind dort vorhanden: Die Stammdaten von Arzt und Patient beispielsweise sind ohnehin im System hinterlegt. Das verordnete Arzneimittel hingegen muss noch individuell eingegeben werden. Heute wird, meist im Empfangsbereich der Arztpraxis, das Rezept auf ein als „Muster 16" bekanntes Papier in rosa Farbe ausgedruckt und dem Arzt zur eigenhändigen Unterschrift vorgelegt. Dieses Stück Papier wird dem Patienten ausgehändigt und er bringt es in die Apotheke. Dort wiederum wird es ebenfalls digital erfasst, nämlich in der Apothekensoftware, wo es von der Apotheke auch weiterbearbeitet werden kann. Dieser **Medienbruch**, dem die Verschreibung beim Übergang vom Arzt zur Apotheke unterliegt, ist so gewohnt, dass er häufig gar nicht als solcher erkannt wird. Stattdessen verlässt man sich auf den analogen und nicht immer zuverlässigen Transportweg eines Stücks Papier, das massiven Einfluss auf dessen Gesundheit und Wohlbefinden hat, durch den Patienten selbst. Noch. Denn seit Juli 2021 wird das E-Rezept nun auch in Deutschland schrittweise eingeführt. Ab 01.01.2022 soll die elektronische Verordnung sogar zum Standard werden. Überraschend ist das nicht, denn immerhin erwähnt der bereits genannte § 2 der AMVV in seinem Absatz 1 Nr. 10 schon seit geraumer Zeit ganz ausdrücklich **„Verschreibungen in elektronischer Form"**. Nachdem das E-Rezept in 18 europäischen Ländern bereits gelebter pharmazeutischer Alltag ist, wird es Zeit, dass auch die Leistungserbringer in Deutschland zum Wohl des Patienten ohne Medienbruch miteinander kommunizieren.

1.1 Der gesetzliche Rahmen

Im Jahr 2018 machte Bundesgesundheitsminister Jens Spahn die Telemedizin zu einem Thema seines Ressorts mit höchster Priorität. Grund dafür war vor allem der zunehmende Ärztemangel auf dem Land. „Die Telemedizin spart Ärzten und Patienten Zeit und Wege – vor allem auf dem Land und außerhalb der üblichen Praxisöffnungszeiten", wird Spahn zitiert. Da jedoch Arztbesuche häufig mit einer Verschreibung, einem Rezept, enden, fehlte dem Bundesgesundheitsminister noch ein Baustein, um die Versorgung durch Telemedizin wirklich zu verbessern. Schließlich würde ein telemedizinisch ausgestelltes Rezept auf dem Postweg frühestens am nächsten Tag beim Patienten eintreffen und wäre somit insbesondere für die Akutversorgung ungeeignet. Die Lösung für dieses Problem formulierte Jens Spahn gegenüber der Frankfurter Allgemeinen Zeitung (FAZ) im November 2018 wie folgt:

„Erst das elektronische Rezept macht Telemedizin zu einem Erfolgsprojekt."

Spätestens damit waren auch die Apotheken in Deutschland direkte Betroffene der Digitalisierung im Gesundheitswesen, die Spahn seit seinem Amtsantritt vorangetrieben hat wie kein Gesundheitsminister vor ihm.

Das Bundesgesundheitsministerium (BMG) veröffentlicht seitdem nahezu im Monatstakt Gesetzesreformen, mit denen die Digitalisierung des Gesundheitswesens unterstützt werden soll. Für die erfolgreiche Weiterentwicklung der Gesundheitsversorgung sieht es das Vorantreiben der Digitalisierung als zentrale Voraus-

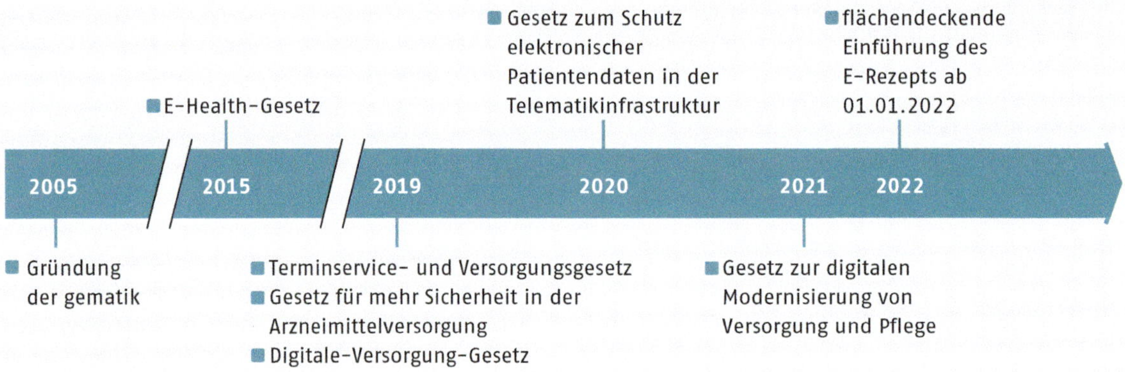

Abb. 1.1 Meilensteine und Gesetze auf dem Weg zum E-Rezept

setzung an. Digitale Technologien werden dabei als äußerst hilfreich betrachtet, um die Herausforderungen zu meistern, vor denen fast alle Gesundheitssysteme der westlichen Welt stehen: Die Menschen werden immer älter. Dadurch steigt auch die Zahl der chronisch Kranken, die zu behandeln und zu pflegen sind. Hierzu werden auch medizinische Innovationen benötigt, deren Erforschung meist teuer ist. Nicht zuletzt sollen auch strukturschwache ländliche Gebiete medizinisch versorgt werden: Ein Riesenpotenzial also für digitale Lösungen, zu denen auch das E-Rezept gehört.

Sich selbst sieht das BMG als Impulsgeber, der einen Rahmen vorgibt, innerhalb dessen möglichst viele Vorteile der Digitalisierung genutzt werden können. Es stellt die Weichen stets mit dem Ziel, die Gesundheitsversorgung in Deutschland zu verbessern. Dass das kein Selbstläufer war, zeigt ein Blick auf den langen Weg, den das E-Rezept bis zu seiner Einführung zurücklegen musste.

1.1.1 Die wichtigsten Meilensteine und Gesetze auf dem Weg zum E-Rezept

Gründung der gematik (11.01.2005)

- Gegründet als *gematik – Gesellschaft für Telematikanwendungen der Gesundheitskarte mbH* firmiert sie heute lediglich als gematik GmbH.
- Gesellschafter der gematik sind die Spitzenorganisationen des deutschen Gesundheitswesens:
  - das Bundesministerium für Gesundheit (BMG),
  - die Bundesärztekammer (BÄK),
  - die Bundeszahnärztekammer (BZÄK),
  - der Deutsche Apothekerverband (DAV),
  - die Deutsche Krankenhausgesellschaft (DKG),
  - die Kassenärztliche Bundesvereinigung (KBV),
  - die Kassenzahnärztliche Bundesvereinigung (KZBV) und
  - der Spitzenverband Bund der Krankenkassen gemäß § 217a SGB V (GKV-Spitzenverband).
- Ihr gesetzlicher Auftrag, verankert in § 291b des Fünften Buches des Sozialgesetzbuches (SGB V), ist die Einführung, Pflege und Weiterentwicklung der eGK und ihrer Infrastruktur in Deutschland, die Koordination ihrer Weiterentwicklung und die Sicherstellung der Interoperabilität der beteiligten Komponenten.
- In der Hauptsache ist die gematik für die Konzeption der Telematikinfrastruktur (TI) zuständig (▸ Kap. 3.2). Dazu gehört vor allem die Definition rechtsverbindlicher Standards und Spezifikationen für alle Komponenten und Dienste, die in ihr verwendet werden, um deren Funktionalität, Kompatibilität und Sicherheit gewährleisten zu können und sicherzustellen, dass sie von allen Akteuren im Gesundheitswesen genutzt werden können.

Nach Gründung der gematik und dem Scheitern des ersten eGK-Anlaufs war es lange Zeit sehr still um die Digitalisierung des Gesundheitswesens in Deutschland, während andere Länder zu Beginn der 2010er-Jahre schon elektronische Patientenakten und ähnliche Dienste betrieben. Im Oktober 2011 begannen die Krankenkassen schließlich damit, eGKs auszugeben. Lediglich die sofortige Verknüpfung der Versichertenkarte mit dem E-Rezept wurde nicht weiterverfolgt. So vergingen schließlich zehn Jahre seit Gründung der gematik bis dann, erst zaghaft und später in immer schnellerer Taktung, die nächsten Schritte in Richtung E-Rezept erfolgten.

E-Health-Gesetz (29.12.2015)

Gesetz für sichere digitale Kommunikation und Anwendungen im Gesundheitswesen sowie zur Änderung weiterer Gesetze – auch bekannt als „E-Health-Gesetz“:

- Es regelte die Einführung digitaler Anwendungen im deutschen Gesundheitswesen zur Verbesserung der Patientenversorgung durch die schrittweise Ablösung bislang papierbasierter Prozesse durch IT-unterstützte Verfahren.
- Damit gab es unter dem damaligen Gesundheitsminister Hermann Gröhe erstmals einen konkreten Fahrplan für den Aufbau der sicheren TI und die Implementierung medizinischer Anwendungen.
- Zu den Schwerpunkten des E-Health-Gesetzes gehörten u. a. der elektronische Medikationsplan (eMP), der gegenüber Ärzten entsprechend vergütete elektronische Arztbrief, das gegenüber Ärzten mit Honorarkürzung sanktionierte Versichertenstammdatenmanagement (VSDM) und die Prüfung des Versicherungsnachweises, die ersten zaghaften telemedizinischen Gehversuche mit der Einführung von Videosprechstunden, die Speicherung von Notfalldaten auf der eGK sowie die elektronische Patientenakte (ePA) und das Elektronische Patientenfach (ePF).

Nach der Bundestagswahl 2017 und dem Amtsantritt von Jens Spahn am 14.03.2018 erhöhte sich das Tempo, mit dem Gesetzesänderungen erlassen wurden.

Terminservice- und Versorgungsgesetz (11.05.2019)

Terminservice- und Versorgungsgesetz (TSVG):

- Ziele des TSVG waren eine schnellere Verfügbarkeit von Arztterminen für Patientinnen und Patienten sowie die Verbesserung der Leistungen von Krankenkassen und der Versorgung ganz allgemein. Unter anderem wurde die bundesweit einheitliche Notdienstnummer **116117** eingeführt. Sie ist inzwischen täglich 24 Stunden an sieben Tagen pro Woche (24/7) erreichbar.
- Außerdem sicherte sich das BMG mit 51 % der Gesellschaftsanteile die Mehrheit an der gematik und ernannte zum 01.07.2019 den früheren Pharma-Manager Markus Leyck Dieken zum alleinigen Geschäftsführer. Damit erhielt das BMG faktisch die Kontrolle über die gematik. Vor allem sollte so die Einführung der ePA schneller vorangetrieben werden und Beschlüsse sollten mit einfacher Mehrheit erfolgen können, um den Aufbau und die Einführung der TI zu beschleunigen.
- Seit dem 01.01.2021 muss gemäß dem TSVG den Versicherten bei einer gesetzlichen Krankenkasse (GKV) eine ePA von der Kasse angeboten werden.

Gesetz für mehr Sicherheit in der Arzneimittelversorgung (16.08.2019)

Gesetz für mehr Sicherheit in der Arzneimittelversorgung (GSAV):

1. Ein Vierteljahr später wies das GSAV die gematik an, bis zum 30.06.2020 *„die Maßnahmen durchzuführen, die erforderlich sind, damit ärztliche Verordnungen für apothekenpflichtige Arzneimittel in elektronischer Form übermittelt werden können“*. Das war die Aufforderung, die Spezifikation für das E-Rezept zu erstellen, die dann auch ganz kurz vor Fristablauf tatsächlich veröffentlicht wurde.
2. Daneben wurden KBV und GKV-Spitzenverband verpflichtet, bis spätestens sieben Monate nach Inkrafttreten des GSAV die notwendigen Regelungen für die Verwendung von Verschreibungen in elektronischer Form zu vereinbaren.
3. Außerdem sollten DAV, KBV und GKV-Spitzenverband als federführende Gesellschafter der gematik die Aufgabe übernehmen, das elektronische Rezept für gesetzlich krankenversicherte Patienten zu planen und umzusetzen.
4. § 48 Abs. 2 Ziff. 7 des Gesetzes über den Verkehr mit Arzneimitteln (Arzneimittelgesetz, AMG) erlaubte es Apotheken, verschreibungspflichtige Arzneimittel auch nach einer offensichtlich ausschließlichen Fernbehandlung abzugeben. Wenn auch nicht die Geburtsstunde der Telemedizin im GSAV zu sehen ist, dann doch zumindest eine große Geburtshilfe. Dieser Punkt ist für Apotheken enorm wichtig. Telemedizin entkoppelt Diagnostik und Therapie vom Standort des Arztes – und somit auch vom Standort der Apotheke. Telemedizin findet online statt, an einem „Standort“, den sich immer noch nicht alle Vor-Ort-Apotheken erschlossen haben, die großen Versandapotheken aber sehr wohl!

Digitale-Versorgung-Gesetz (19.12.2019)

Digitale-Versorgung-Gesetz (DVG):

- Gute vier Monate später nahm die Digitalisierung des Gesundheitswesens noch einmal an Dynamik zu: Kurz vor Weihnachten wurde das DVG veröffentlicht und trat dadurch in Kraft.
- Es enthielt unter anderem eine Frist für Apotheken: Diese hatten sich bis zum 30.09.2020 an die TI anzuschließen. Sanktionsbewehrt war diese Vorschrift jedoch nicht.
- Daneben sollte es auch weiteren Leistungserbringern (wie z. B. in der Pflege) ermöglicht werden, sich an die TI anzuschließen, die Anwendung von Telemedizin sollte z. B. durch die Ausweitung von Telekonsilien und eine Vereinfachung der Durchführung von Videosprechstunden gestärkt werden.

1

- Als erstes Land weltweit führte das DVG für Deutschland eine Erstattung von Gesundheits-Apps (im Gesetzesjargon „*Digitale Gesundheitsanwendungen*" oder kurz „DiGA") von der GKV nach ärztlicher Verordnung ein. Zum Zeitpunkt der Erstellung dieses Manuskripts gibt es bereits einen Katalog von über 20 dieser kostenpflichtigen „Apps auf Rezept", deren positiver Versorgungseffekt in medizinischen Studien nachgewiesen wurde.

Patientendaten-Schutz-Gesetz (20.10.2020)

Gesetz zum Schutz elektronischer Patientendaten in der Telematikinfrastruktur (Patientendaten-Schutz-Gesetz, PDSG):

- Ziel des PDSG war der bestmögliche Schutz sensibler Gesundheitsdaten bei gleichzeitiger Nutzbarmachung von digitalen Angeboten wie dem E-Rezept oder der ePA.
- Die gematik wurde mit der Entwicklung einer E-Rezept-App beauftragt, mit der sich Patienten ihr E-Rezept direkt auf dem Smartphone anzeigen lassen können. Es sollte dann in einer Apotheke nach Wahl eingelöst werden können. Die App sollte ursprünglich Teil der TI werden und Schnittstellen für andere Apps anbieten. Alternativ sollte sich der Versicherte auch einen 2D-Barcode zum Einlösen des E-Rezepts auf Papier ausstellen lassen und diesen in der Apotheke vorzeigen können.
- Ähnlich sollten auch Überweisungen zum Facharzt auf elektronischem Weg übermittelt werden können.
- § 31 Abs. 1 SGB V wurde so umformuliert, dass darin ein striktes Zuweisungsverbot für Ärzte, Krankenkassen und Dritte enthalten ist.
- Des Weiteren wurde gesetzlich definiert, dass ab 01.01.2022 Ärzte zum Ausstellen von E-Rezepten verpflichtet sind. Um ein E-Rezept ausstellen zu können, ist eine Verbindung zur Telematikinfrastruktur (TI; ▸ Kap. 3.2) notwendig. Nur wenn eine solche Verbindung nicht möglich ist, sehen die gesetzlichen und bundesmantelvertraglichen Regelungen noch vor, dass das Muster-16-Papierrezept zum Einsatz kommt. Neben dem Fehlen technischer Voraussetzungen für ein E-Rezept, z. B. defekter Soft- oder Hardware, fehlender Verbindung ins Internet oder nicht lieferbaren elektronischen Heilberufsausweisen, ist dieses Ersatzverfahren lediglich noch vorgesehen bei Haus- und Heimbesuchen oder bei Verordnungstypen, die noch nicht über die TI laufen, z. B. bei Betäubungsmitteln (BtM), T-Rezepten, Hilfsmitteln, Sprechstundenbedarf oder den bereits erwähnten DiGAs.

Digitale-Versorgung-und-Pflege-Modernisierungs-Gesetz (09.06.2021)

Gesetz zur digitalen Modernisierung von Versorgung und Pflege (Digitale-Versorgung-und-Pflege-Modernisierungs-Gesetz, DVPMG):

- Das Zuweisungs- oder Makelverbot wurde durch eine Umformulierung von § 11 Absatz 1 und 1a des Gesetzes über das Apothekenwesen (Apothekengesetz, ApoG) nochmals verschärft. Die beiden Absätze beinhalten jetzt auch die **elektronischen Zugangsdaten** zum E-Rezept, also den bereits erwähnten 2D-Barcode, den sich Versicherte auf Papier ausdrucken lassen können und der ansonsten in der E-Rezept-App angezeigt wird.
- Daneben wurden u. a. zusätzlich zu den DiGAs nun auch Digitale Pflegeanwendungen (DiPAs) eingeführt, die Daten aus den DiGAs sollen komfortabel in die ePA überführt werden können und die Telemedizin wurde weiter gestärkt, indem beispielsweise die Feststellung der Arbeitsunfähigkeit im Rahmen der ausschließlichen Fernbehandlung möglich werden soll, was sich während der COVID-19-Pandemie ohnehin bewährt hatte.
- Auch die TI bekam ihr erstes Update und soll in nicht allzu ferner Zukunft mit deutlich weniger Hardware-Komponenten laufen.
- Schließlich sollen Versicherte ihre ePA und ihre E-Rezepte auch im europäischen Ausland verwenden und einlösen können.

Das E-Rezept ist politisch gewollt. Seine Einführung ist beschlossen und der Zeitplan für die Weiterentwicklung steht (▸ Kap. 1.4). Auch der gesetzgeberische Rahmen wird Bestand haben, da nicht davon auszugehen ist, dass künftige Gesundheitsminister ihn einfach so wieder komplett zurücknehmen werden können. Welche Vorteile stecken denn nun tatsächlich in der Digitalisierung des Verschreibungsprozesses und was verspricht sich der Gesetzgeber eigentlich konkret vom E-Rezept?

1.2 Die Vorteile des E-Rezepts

Apotheken sind wahre Kompetenz-Center, in denen bestens ausgebildetes Personal in allen Gesundheitsfragen beraten kann. Dazu sind Apothekenmitarbeiter und -inhaber in aller Regel gut mit den umliegenden Ärzten vernetzt und stehen ihren Patienten oftmals als Schnittstelle bei Rückfragen zu Diagnose und Therapie zur Verfügung. So weit zumindest die Theorie.

Die Praxis zum Zeitpunkt des Verfassens dieses Absatzes sieht ganz anders aus. Viele Apotheker sehen sich als Erfüllungsgehilfen einer überbordenden Bürokratie. Zwischen Rabattverträgen und Retaxationsrisiken bleibt kaum Zeit für die Beratung der Patienten, stattdessen wird im Computer nachgeschaut, welches Präparat welchen Herstellers bei welcher Krankenkasse überhaupt abgegeben werden darf. Daneben werden Formfehler des Arztes – Papier ist ja geduldig – korrigiert. Im Zweifel hat der Apotheker als letzte Instanz zwischen Arzt und Patient stets eine Lösung parat. All dies kostet enorm viel Zeit und geht letztlich zulasten der Kernkompetenz von Apothekern und PTAs: der Pharmazie.

Aber Menschen machen Fehler. Man braucht nur einmal in der Zeile des Rezepts zu verrutschen und gibt im Apothekenverwaltungssystem die falsche Stärke ein. Oder ein Tippfehler führt zur Anzeige eines nicht verordneten Arzneimittels, welches dann in der Hektik des Apothekenalltags in gutem Glauben daran, der ärztlichen Verschreibung Folge zu leisten, abgegeben wird. Eingabefehler sind häufig ein Resultat des Medienbruchs zwischen digital im Patientenverwaltungssystem erzeugtem Rezept, das dann analog auf Papier in die Apotheke gebracht wird, nur um dort wieder zurück in das Apothekenverwaltungssystem digitalisiert zu werden. Das E-Rezept eliminiert diesen Medienbruch und als unmittelbare Folge auch Eingabe- oder Interpretationsfehler der Apotheke.

Mit dem E-Rezept kommt die ärztliche Verordnung elektronisch in die Apotheke, in manchen Fällen sogar noch vor dem Patienten. Alleine schon das optisch-intellektuelle Erfassen der verschriebenen Arzneimittel erfolgt vollautomatisch. Schneller kann es selbst mit OCR-Scannern, wie ihn die meisten Warenwirtschaftssysteme auch einsetzen können, nicht gehen. Fehlerhafte Rezepte dürften mehr und mehr der Vergangenheit angehören, da nur beispielsweise korrekt signierte Rezepte überhaupt ihren Weg in die TI finden sollten. Unleserliche Rezepte wird es gar nicht mehr geben. Daneben stellt die TI sicher, dass Rezepte nicht gefälscht sind und nur einmal eingelöst sowie abgerechnet werden können.

Weniger Aufwand für die Dateneingabe und Rezeptprüfung sollte also mehr Zeit für die Patienten schaffen und damit auch einen enormen Beitrag zu mehr Arzneimitteltherapiesicherheit leisten. Während sich Apotheker und PTA also wieder mehr auf ihre pharmazeutischen Kenntnisse konzentrieren können, bieten strukturierte Daten, wie sie beim E-Rezept erzeugt werden, großes Potenzial für Präventionsprogramme. An diesen dürften wiederum in erster Linie die Krankenkassen, aber auch Patienten hohes Interesse haben.

Spätestens dann, wenn die Vision der finalen Ausbaustufe digitaler Gesundheit Wirklichkeit wird, in der alle Gesundheitsdaten des Patienten in seiner ePA landen, wozu auch die – auf E-Rezepten basierende – Medikations- und Verschreibungshistorie gehört, und der Patient all seinen Leistungserbringern Einblick in diese ePA gibt, werden ganzheitliche Therapie-, Präventions- und Behandlungsansätze auch mehr als nur ein Lippenbekenntnis sein. Computer übernehmen dabei die administrativen Aufgaben sowie anfallende Dokumentationen automatisch – und der Mensch Leistungserbringer kümmert sich mit voller Kraft um den Menschen Patient. So paradox es klingt: Die Digitalisierung bietet eine einmalige Chance, das Gesundheitswesen wieder menschlicher zu machen.

In eine ähnliche Richtung zielen die Argumente der gematik, die auf ihrer Homepage folgende Vorteile des E-Rezepts für Apotheken auflistet:

Vereinfachte und effizientere Abläufe: Das E-Rezept beschleunigt und automatisiert administrative Vorgänge. Durch den Zugang zu den Rezeptinformationen in der TI entfällt die Eingabe der Rezepte ins Kassensystem und die Prüfung der Arztangaben auf den Verordnungen. Auch das Einlösen des E-Rezepts aus der Ferne wird einfacher, da bei Nutzung des Smartphones das Einsenden durch die Versicherten per Post entfällt.

Näher am Patienten: Um ein Rezept einzulösen, können Patienten durch die E-Rezept-App in direkten Kontakt mit ihrer Apotheke treten. Über diesen zusätzlichen Kanal sind Apotheken noch näher am Patienten und können sich bereits vor dessen Besuch in der Apotheke direkt mit ihm austauschen.

Stärkere Kundenbindung: Mit der E-Rezept-App können Patienten Medikamente direkt anfragen oder vorbestellen. Dieser Service spart der Apotheke und ihren Patienten Zeit. Diese Vereinfachung der Medikamentenausgabe kann sogar die Kundenbindung stärken, insbesondere dann, wenn Patienten positive Erfahrungen mit dem Service ihrer Apotheke sammeln und diese Apotheke in der App dann als Stammapotheke speichern.

Mehr Zeit für die pharmazeutische Arbeit: Administrative Vorgänge rund um das Muster-16-Papierrezept wie die Prüfung der Rezepte und das Nachfragen bei Ärzten rauben den Apotheken viel Zeit, die sie besser für ihre Patienten einsetzen könnten. Mit dem E-Rezept und der digitalen Übermittlung entfallen viele Prozessschritte. So können sich Apotheken endlich auf ihr Können – nämlich die pharmazeutische Arbeit – konzentrieren.

Weniger Retaxationen: Fehlerhafte oder unlesbare Papierrezepte gehören ab sofort der Vergangenheit an. Durch das Einscannen des Rezeptcodes vor Ort oder die digitale Übermittlung per App erhalten Apotheken direkten Zugriff auf die elektronisch signierte Verordnung des Arztes. Das bisherige fehleranfällige Scannen samt Texterkennung (eigentlich optische Zeichenerkennung, engl. „*Optical Character Recognition*", kurz OCR) und manueller Nachbearbeitung entfällt. Weniger Fehler bei der Abgabe bedeuten weniger Retaxationen und somit weniger finanzielle Verluste.

Praxistipp

Die Seite der gematik zum E-Rezept

Wie genau sich der Ablauf mit einem E-Rezept gestaltet, dazu mehr in ▸ Kap. 2.

1.3 Das E-Rezept im internationalen Vergleich

Gesundheitssysteme lassen sich nicht einfach vergleichen, zu unterschiedlich sind dabei die nationalen Besonderheiten. So gibt es im Vereinigten Königreich mit dem National Health Service (NHS) nur eine einzige, noch dazu staatliche Organisation, die als sogenannter *single payer* den Bürgern die primäre und sekundäre medizinische Versorgung zur Verfügung stellt. Die Komplexität dort ist sicherlich geringer als in Deutschland mit dem wilhelminischen Ansatz einkommensabhängiger Sozialversicherungsbeiträge, der zu einer Vielzahl von Allgemeinen Orts-, Betriebs-, Ersatz-, Innungs-, Landwirtschaftlichen und Knappschaftskrankenkassen geführt hat, die als „*multiple payer*" in Form von Körperschaften des öffentlichen Rechts mit Selbstverwaltung ihren Haushalt selbst verantworten. Daneben gibt es noch eine Vielzahl anderer Gesundheitssysteme bis hin zu reinen Selbstzahler-Systemen, wie sie in etwas abgeschwächter Form aufgrund von Medicaid und Medicare auch in den USA üblich sind.

Das jeweilige Gesundheitssystem spiegelt sich aber stets auch in der Art und Weise, wie eine ärztliche Verschreibung von Arzneimitteln in die dispensierende Apotheke gelangt und wie sowohl Arzt als auch Arzneimittel bezahlt oder erstattet werden und von wem. Also braucht man für diesen Prozess eine Definition, mithilfe derer sich E-Rezepte international vergleichen lassen.

■ **DEFINITION** Das elektronische Rezept (E-Rezept) besteht gemäß internationaler Definition aus der elektronischen Verschreibung und der elektronischen Ausgabe von Arzneimitteln. Elektronisch ist eine Verschreibung von Arzneimitteln, wenn sie unter Einsatz einer Software vorgenommen wird und die Verordnungsdaten elektronisch an eine Apotheke übermittelt werden, von der das Arzneimittel dann abgegeben werden kann. Die elektronische Arzneimittelausgabe (E-Dispensation) ist definiert als der elektronische Abruf eines Rezepts und die Abgabe des Arzneimittels an den Patienten, so wie es im entsprechenden E-Rezept angegeben wurde. Nachdem das Arzneimittel abgegeben wurde, hat die abgebende Stelle die Abgabeinformationen mithilfe der E-Rezept-Software zu melden (epSOS-Definition).

Somit ist unter dem E-Rezept vor allem der Ablauf (▸ Kap. 2) zu verstehen, der mit der Aushändigung eines Rezepts beginnt, aber nicht mit dem Erhalt des Medikaments endet. Folgende drei Schritte sind grob voneinander zu unterscheiden:

- Die elektronische Verordnung (**E-Verordnung**) ist das digitale Gegenstück zum Papierrezept, das ein Arzt erstellt und das auf eine bestimmte Weise elektronisch an das Informationssystem der von ihm gewählten Apotheke übermittelt wird. Letzteres sind in Deutschland die Warenwirtschaftssysteme bzw. Apothekenverwaltungssysteme (AVS).
- Im Apothekensystem wird die Verordnung aufgerufen und die Ausgabe des Medikaments erfolgt (**E-Dispensation**).
- Zuletzt wird eine automatische Nachricht (**Report**) erzeugt, die den Aussteller der E-Verordnung über die erfolgreiche Aushändigung des Medikaments informiert. Die technischen Voraussetzungen hierfür, insbesondere für die Erzeugung und den Versand des Reports, sind aufgrund der sensiblen Inhalte von Gesundheitsdaten äußerst hoch und nicht jedes Land mit einem E-Rezept-System verfügt über alle drei beschriebenen Komponenten. Der Report wiederum kann inhaltliche und technische Basis für die Führung von E-Medikationslisten sein oder auch Grundlage für die Abrechnung der erbrachten Leistungen.

Während also Deutschland gerade erst mit der Einführung des E-Rezepts beginnt, gibt es in Europa schon eine Vielzahl von Ländern, bei denen dieser Prozess bereits am Laufen oder sogar abgeschlossen ist. So sind elektronische Verordnungen bereits – in unterschiedlichen Ausprägungen – Verordnungsalltag in Belgien, Dänemark, Estland, Finnland, Island, Kroatien, Lettland, Litauen, Montenegro, Norwegen, Polen, Portugal, Rumänien, Slowenien, Schweden, Spanien, den Niederlanden, der Schweiz und im Vereinigten Königreich. Will man die europäischen Systeme anhand der epSOS-Definition untereinander vergleichen, so kristallisieren sich gemäß einer Sonderauswertung der Bertelsmann-Stiftung die folgenden Ausprägungsstufen heraus:

- In der Spitzengruppe ist das E-Rezept **national flächendeckend verfügbar**. In den meisten Fällen gibt es neben den drei Schritten des E-Rezepts auch einen eMP sowie die Anbindung des E-Rezepts an die ePA. In Europa gehören zu diesen Ländern Belgien, Dänemark, Estland, Finnland, Portugal und Schweden. Insbesondere die baltischen Staaten oder Finnland werden häufig als Positivbeispiele angeführt – in Finnland werden zwischenzeitlich immerhin 100 % aller Verordnungen elektronisch ausgestellt. Finnische Patienten können ihr E-Rezept eines finnischen Arztes sogar in einer Apotheke im Nachbarland Estland einlösen.
- In der mittleren Gruppe sind E-Rezepte **regional oder begrenzt verfügbar**. Dies liegt meist an nur regional beschränkt funktionierenden Systemen oder begrenzter technischer Verfügbarkeit auf nationaler Ebene. Die europäischen Länder dieser Gruppe sind Italien, Spanien, die Niederlande oder das Vereinigte Königreich. Teilweise wird, wie in den Niederlanden, zwar noch kein E-Rezept als solches verschrieben und dispensiert, aber Ärzte und Apotheker erhalten dadurch zumindest Einblick in die Medikationsdaten des Patienten und tragen so zur Arzneimitteltherapiesicherheit bei.
- In der letzten Gruppe befinden sich Länder, in denen das E-Rezept **noch gar nicht verfügbar** ist. Zu ihnen gehören u.a. Deutschland, Österreich und die Schweiz. Während man in der Schweiz erst einmal die effektive Einführung des elektronischen Patientendossiers (EPD), der schweizerischen Patientenakte, abwarten will, haben Deutschland und Österreich bereits mit der Einführung des E-Rezepts, des eMP und ersten Pilotprojekten (▸ Kap. 7) begonnen.

Die Einführung des E-Rezepts in Deutschland entsteht also keinesfalls aus einer politischen Laune oder gar Boshaftigkeit heraus. Im europäischen Kontext sollen damit der freie Warenverkehr und die Niederlassungsfreiheit der freien Berufe weiter harmonisiert und die grenzübergreifende medizinische Versorgung gefördert werden. Im weltweiten Kontext wird Deutschland mit dem E-Rezept auf technologischer Ebene den Anschluss an Länder wie Israel, Kanada oder die Vereinigten Staaten finden, in denen elektronische Verordnungen teils seit vielen Jahren im Einsatz sind und in denen weder Leistungserbringer noch Patienten auf dieses Angebot verzichten möchten.

Um eine Vorstellung davon zu bekommen, wie sich die Einstellung der Apotheker zum E-Rezept in Deutschland entwickeln könnte, muss man gar nicht so ferne Länder als Referenzen bemühen. Es reicht der Blick in ein östliches Nachbarland, bei dem sich das E-Rezept, weitgehend unbemerkt von der deutschen Apotheken-Öffentlichkeit, zu einem großen Erfolg entwickelt hat: Polen. Mit seinen gut 38 Millionen Einwohnern gibt es dort ungefähr 14 000 Apotheken, was einer Kundenzahl von etwa 2700 pro Apotheke entspricht. In Deutschland liegt diese Kennzahl bei etwas über 4000 Kunden je Apotheke. Bereits seit Januar 2019 sind die Apotheken in Polen verpflichtet, elektronische Rezepte zusätzlich zu denen aus Papier annehmen zu können. Seit Anfang 2020 sind elektronische Verordnungen der Standard, auf Papier dürfen sie hingegen nur noch in Ausnahmefällen verschrieben werden.

Wie ist die Einstellung der polnischen Apotheker zum E-Rezept? Wie bewerten sie dessen Nutzen und was hat sich in der Kommunikation mit den Patienten für die Apotheken vor Ort geändert? Und welche Ähnlichkeiten gibt es dort, die sich vielleicht mit den heute bereits bekannten Komponenten des gematik-Konzepts vergleichen lassen?

Beispiel aus Polen

Mgr. Karolina Wotlińska-Pełka, eine Apothekerin aus Polen, äußerte sich dazu wie folgt:

Jetzt, in der Zeit der Lieferschwierigkeiten, können wir Apotheker dadurch den künftigen Bedarf an Medikamenten besser einschätzen und ihn bei Bestellungen bereits im Voraus berücksichtigen. Im System werden Informationen über den Bedarf an Medikamenten gesammelt, was Sortiments-Entscheidungen und die Lagerpflege wesentlich erleichtert. Es ist ein pragmatisches und nützliches Werkzeug.

In der Apotheke selbst reduziert sich die Bürokratie deutlich und wir kommen auch viel weniger mit Papier in Berührung; auch dadurch werden wir während der Arbeit besser geschützt.

Es gibt inzwischen Tools und Filter, die fehlerhafte E-Rezepte blockieren. Dank dieser Erleichterung müssen wir uns nicht um Formfehler kümmern (da sie dadurch weniger wahrscheinlich sind).

Wir haben inzwischen sehr viel Zeit und viel Energie in die Optimierung des E-Rezepts gesteckt. Sicherlich gibt es immer noch einige Aspekte, die geändert werden müssten, aber das sind schon Kleinigkeiten. Aus der heutigen Perspektive zeigt sich das E-Rezept in Polen als eine wahrhaft gute Lösung.

1

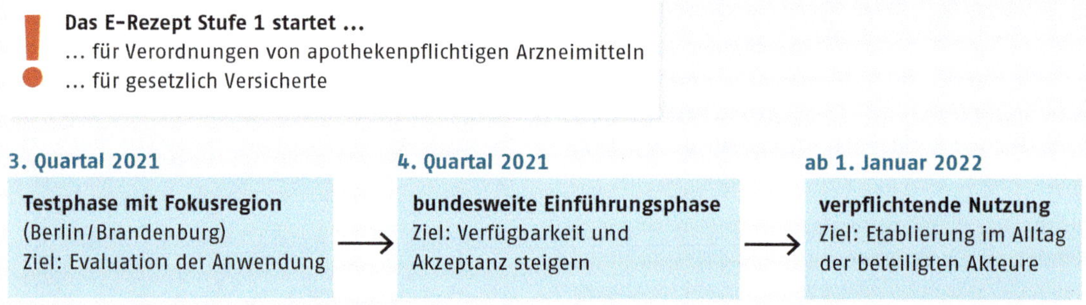

Abb. 1.2 Die Stufe 1 der Einführung des E-Rezepts in Deutschland startet mit dem Sammeln von Erfahrungen, um die Akzeptanz zu steigern.

In Polen ist das Polnische Zentrum für Gesundheitsinformationssysteme (Centrum Systemów Informacyjnych Ochrony Zdrowia, CSIOZ) der IT-Arm des Gesundheitsministeriums und kann durchaus als die polnische Variante der gematik betrachtet werden. Anders als die gematik definiert es jedoch nicht nur die Spezifikationen und zertifiziert die angeschlossenen Komponenten und mögliche Teilnehmer, sondern programmiert und verwaltet („hostet") darüber hinaus auch gleich noch die komplette technische Infrastruktur selbst. Dadurch hat es umfangreiche Gestaltungsspielräume, die es auch geschickt zu nutzen weiß: Neben dem E-Rezept sind in Polen auch die E-Überweisung und ein Patientenportal in Betrieb.

Das E-Rezept konnte in Polen innerhalb kurzer Zeit Ärzten, Apotheken und Patienten viel Nutzen bringen. Noch haben wir Zeit, um Nachhilfe bei unseren Nachbarn im Osten zu nehmen, um zu verstehen, wie sie das hinbekommen haben und was davon sich auch in Deutschland adaptieren lässt.

Oder, um erneut Mgr. Karolina Wotlińska-Pełka zu zitieren: „Rückblickend verwundert es uns ein wenig, dass uns gar nicht bewusst war, wie nützlich dieses virtuelle Dokument sein wird."

1.4 Der Zeitplan der Einführung

Dass es an der Zeit ist, auch in Deutschland das E-Rezept einzuführen, steht außer Frage. Aber Deutschland ist nicht das Baltikum, die Bürger in Deutschland stehen Innovationen nicht immer so aufgeschlossen gegenüber und finden auch das Papierrezept bisher mehrheitlich ganz in Ordnung. Gleichzeitig ist jede technologische Neueinführung schwierig. Das E-Rezept ist zusätzlich dazu noch hochkomplex und benötigt folglich eine gute Vorbereitung. Schließlich muss am Ende ein reibungslos funktionierender Prozess mit sehr vielen Beteiligten wie den Patienten, Ärzten, Apothekern, Apothekenrechenzentren, Krankenkassen, unterschiedlichen Softwareanbietern und der gematik sicher und zuverlässig etabliert sein. Deswegen erfolgt die Einführung des E-Rezepts, wie bei derartigen IT-Großprojekten üblich, in mehreren Schritten, die zeitlich aufeinander aufbauen (Abb. 1.2).

Begonnen wird in der ersten Stufe ausschließlich mit Verordnungen von apothekenpflichtigen Arzneimitteln für gesetzlich Krankenversicherte. Das Ziel dabei ist, zunächst einmal die Anwendung evaluieren zu können, danach soll schrittweise die Akzeptanz und Verfügbarkeit des E-Rezepts erhöht werden, um es dann schließlich bei allen beteiligten Akteuren in deren Alltag zu verankern. Der grobe Zeitplan bis Anfang 2022 sieht daher wie folgt aus:

Los ging es im Juli 2021 mit einer Testphase in der Fokusregion Berlin-Brandenburg. Patienten konnten in ausgewählten Apotheken, Praxen und Krankenhäusern die neuen Verordnungs- und Einlöseprozesse bereits anwenden und ausprobieren. Daraus gewonnene Erkenntnisse flossen und fließen kontinuierlich in die anschließende bundesweite Einführung im 4. Quartal ein. Ab dann sollen sukzessive alle gesetzlich Versicherten in Deutschland das E-Rezept nutzen.

Ab dem 01.01.2022 soll das E-Rezept dann für apothekenpflichtige Medikamente von gesetzlich Versicherten die Regel sein. Auch die ersten privaten Krankenkassen sollen dann bereits mit E-Rezepten arbeiten können.

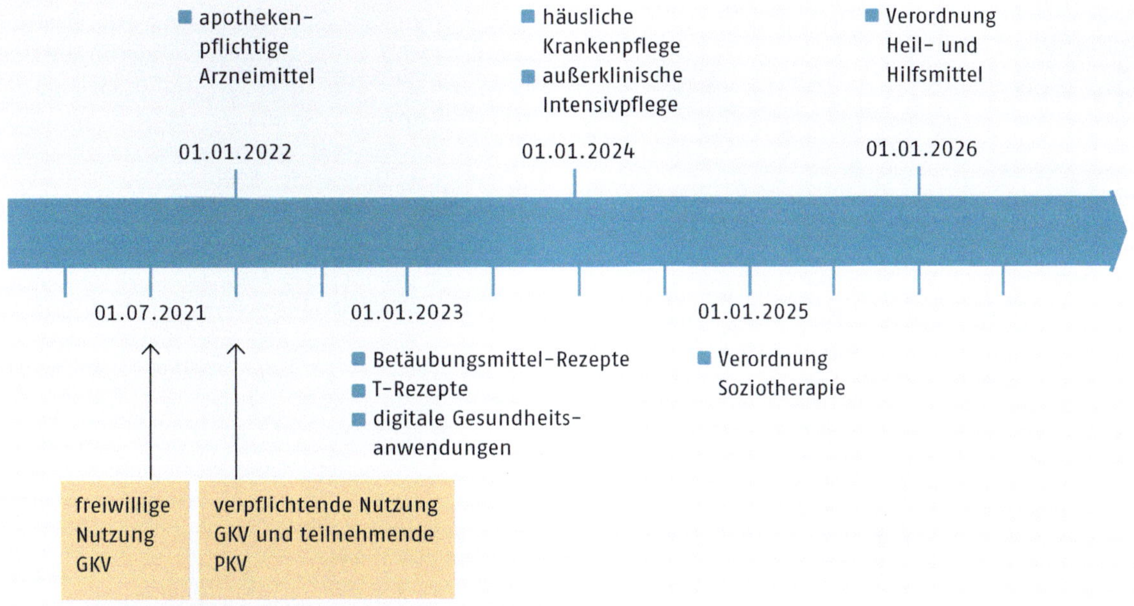

Abb. 1.3 Gemäß dem gesetzlichen Auftrag der gematik erfolgt die Digitalisierung der Rezept-Typen stufenweise.

MERKE Zu Beginn ist geplant, mit den folgenden vier Typen von Verordnungen zu starten. Im Januar 2022 können somit auf dem E-Rezept auftauchen:

- Fertigarzneimittel – diese sind eindeutig anhand ihrer Pharmazentralnummer (PZN) zu identifizieren.
- Wirkstoffverordnungen – beim Verfassen dieser Arbeitshilfe ist jedoch noch immer nicht final geregelt, wie genau die Kodierung des Wirkstoffnamens erfolgen wird.
- Rezepturen – hier werden (digital statt analog) alle Bestandteile aufgelistet, gemäß §14 Abs. 1 ApBetrO insbesondere die enthaltenen Wirkstoffe nach Art und Menge und sonstige Bestandteile nach der Art sowie der Inhalt nach Gewicht, Nennvolumen oder Stückzahl.
- Freitextverordnungen – ja, es wird sie auch weiterhin geben.

Zum 01.01.2023 ist in einer weiteren Erweiterungsstufe geplant, auch Verschreibungen für Betäubungsmittel, für die teratogenen Arzneimittel Thalidomid, Lenalidomid und Pomalidomid sowie für DiGAs elektronisch auszustellen.

Zur Jahresmitte 2024 soll dann als nächster Schritt das E-Rezept bei häuslicher Krankenpflege und außerklinischer Intensivpflege eingeführt werden, bevor dann nach jeweils einem weiteren Jahr zunächst Mitte 2025 die Soziotherapie und im zweiten Halbjahr 2026 dann schließlich auch Heil- und Hilfsmittel digital verordnet werden können sollen.

1.5 Der wichtigste Unterschied zum Muster-16-Papierrezept

Bei einem ärztlichen Rezept handelt es sich im juristischen Sinn um eine Urkunde. Diese ist definiert als eine *verkörperte menschliche Gedankenerklärung mit Beweisbestimmung und Beweiseignung sowie Ausstellererkennbarkeit*. Eine Urkunde zeichnet sich also dadurch aus, dass sie eine Gedanken- oder Willenserklärung dauerhaft festhält und sich unmittelbar aus ihr erkennen lässt, von wem sie verfasst wurde. Beim Muster-16-Papierezept muss sich der Arzt als Aussteller durch seine eigenhändige Unterschrift identifizieren. Als Aussteller der Urkunde verantwortet er letztlich, dass das Arzneimittel, welches auf dem Rezept steht, auch tatsächlich von ihm zur Behandlung des Patienten ausgewählt wurde.

Einem E-Rezept fehlt aber das Papier zur Unterschrift. Verkörpert wird die Urkunde in diesem Fall durch eine Computerdatei, die der Arzt mit seiner Praxissoftware erstellt und auf dem E-Rezept-Speicher ablegt und die auch nur von dort wieder abgerufen werden kann. Die Echtheit der Urkunde, also der Beweis dafür, dass die Datei durch den Arzt erzeugt wurde, wird durch eine qualifizierte elektronische Signatur (QES) sichergestellt, welche im rechtlichen Sinn der handschriftlichen Unterschrift gleichwertig ist.

Eine elektronische Signatur ist nicht – wie viele glauben – ein digitales Foto von der Unterschrift, sondern etwas völlig anderes. Mehr über die QES im ▸ Kap. 3.2.3.

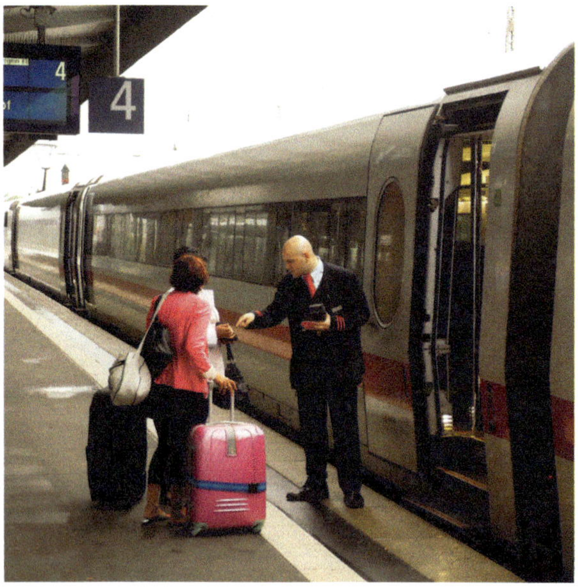

Abb. 1.4 Analog zu einem E-Rezept-Ausdruck weiß der Schaffner in der Bahn auch nicht nur durch Ansehen, ob ein selbst ausgedrucktes Papierticket mit dem QR-Code bereits eingelöst wurde. Er muss zur Gültigkeitsprüfung auch erst den Code scannen und das elektronische Ticket abrufen.

MERKE Zusätzlich zum E-Rezept kann der Arzt auch einen Ausdruck auf Papier erstellen, den der Patient erhält und zur Einlösung in die Apotheke bringt. Bei diesem Stück Papier handelt es sich jedoch **nicht** um eine Urkunde im rechtlichen Sinne.
Die Feststellung, ob tatsächlich ein gültiges E-Rezept existiert, kann nur durch den erfolgreichen Abruf desselben vom E-Rezept-Speicher getroffen werden, was mithilfe der auf diesem Ausdruck enthaltenen 2D-Codes möglich ist.

Der eingangs erwähnte Wechsel des Datenträgers der Urkunde (vom Papier zur Datei) ist die grundlegendste Änderung beim E-Rezept. Diese Änderung hat eine Reihe praktischer Konsequenzen, auf die wir noch zu sprechen kommen. Wo immer möglich, wurde der E-Rezept-Prozess aber ansonsten an den bisherigen Papiervorgang angelehnt. Insbesondere die meisten pharmazeutischen Abläufe werden sehr ähnlich bis hin zu komplett identisch aussehen wie heute auch – und zwar für alle Beteiligten (▸ Kap. 2).

Weil das E-Rezept schrittweise eingeführt wird, wird es lange Zeit einen Parallelbetrieb geben. Während dieser Zeit wird es ein Nebeneinander von Muster-16-Papierrezepten und E-Rezepten geben. Letztere werden entweder mit Papierausdruck zur Einlösung gebracht oder komplett digital übermittelt. Es ist davon auszugehen, dass die Muster-16-Rezepte in absehbarer Zeit zur Seltenheit werden, während uns an ihrer Stelle die Ausdrucke zur Einlösung von E-Rezepten mit den 2D-Codes eine ganze Zeit lang begleiten dürften.

Umso wichtiger ist daher, dass jedem Mitarbeiter in der Apotheke bewusst ist, dass die Urkunde, die zur Dispensierung eines E-Rezepts berechtigt, ein digitaler Datensatz ist, der vom E-Rezept-Speicher abgerufen werden muss. Das gilt insbesondere, weil der Prozess auf den ersten Blick dem heutigen Ablauf sehr ähnlich erscheint, wenn der Patient mit dem Ausdruck zur Einlösung eines E-Rezepts in die Apotheke kommt. Da der Ausdruck auf gewöhnlichem weißem Papier und ohne Unterschrift erfolgt, könnte er ohne große Mühe gefälscht oder das zugehörige E-Rezept auch ganz einfach bereits eingelöst worden sein.

MERKE Die Berechtigung zur Abgabe eines Arzneimittels aufgrund eines E-Rezepts entsteht erst in dem Moment, in dem das E-Rezept mit der Apothekensoftware erfolgreich vom E-Rezept-Speicher abgerufen werden konnte.

2 Ablauf

Am grundsätzlichen Ablauf ändert sich auf den ersten Blick nicht viel. Der Arzt erstellt die Verschreibung, der Patient löst diese in der Apotheke ein und erhält sein Medikament. Die Apotheke rechnet schließlich auch das E-Rezept über ihren Abrechnungsdienstleister mit der Krankenkasse des Patienten ab und erhält die Bezahlung.

Im Detail aber ändern sich dann doch ein paar Dinge, nicht zuletzt, da es keine physische Urkunde auf Papier mehr gibt, die zur Abgabe und danach zur Abrechnung eines Arzneimittels berechtigt, sondern sich die Verkörperung dieser Urkunde in digitaler Form als Datei wiederfindet.

Wie der künftige Prozess genau abläuft, wird in diesem Kapitel erläutert und dabei immer wieder darauf hingewiesen, wo in der Apotheke besondere Aufmerksamkeit gefordert ist.

Die folgende Abbildung (○ Abb. 2.1) enthält einen Gesamtüberblick über die verschiedenen Möglichkeiten, wie ein E-Rezept vom Arzt in die Apotheke kommen kann.

2.1 Wie wird das E-Rezept erzeugt?

Wie bei jeder ärztlichen Verschreibung beginnt auch der Lebenslauf eines E-Rezepts beim Arzt, in dessen Praxis oder im Krankenhaus.

Die Schritte zur Erzeugung eines E-Rezepts:

- Um einem Patienten Arzneimittel zu verschreiben, erzeugt der Arzt (oder sein Praxispersonal) dazu wie gewohnt im Verschreibungsmodul der Praxisverwaltungssoftware (PVS) eine oder mehrere Verordnungen. Jede Verordnung wird von der Software direkt auf Vollständigkeit überprüft. Anschließend wird daraus der Datensatz für das E-Rezept erzeugt. Anders als heute entsteht dabei allerdings aus jeder einzelnen Verordnung, also aus den heutigen Rezeptzeilen, immer ein eigenes E-Rezept. Dadurch wird die flexible und separate Einlösung und Abrechnung der Verordnungen möglich, was für die Patienten und in den Apotheken die Handhabung vereinfacht.
- Anschließend betrachtet der Arzt in seinem Praxisverwaltungssystem jede fertige Verordnung und „unterschreibt" das Rezept durch eine qualifizierte elektronische Signatur (QES), wofür er seinen elektronischen Heilberufsausweis (HBA) und seine persönliche Identifikationsnummer (PIN) benötigt. Mehr zur QES im ▸ Kap. 3.2.3.
- Jedes signierte E-Rezept wird daraufhin vom PVS sicher in die TI übertragen und als separate Datei zuverlässig auf dem Fachdienst „E-Rezept-Server" abgespeichert, wo es auf den Abruf durch die beliefernde Apotheke wartet.
- Nur wenn der Patient dies wünscht, folgt schließlich noch die Erstellung eines Ausdrucks zur Einlösung des E-Rezepts. Das werden zu Anfang nahezu alle Patienten wünschen, weil zunächst noch kaum jemand mit den Möglichkeiten ausgestattet sein dürfte, um E-Rezepte rein elektronisch weiterzuleiten. Bei der Produktion dieses Ausdrucks kann und soll der Arzt bis zu drei Verordnungen zusammenfassen, sodass nicht unnötig viel Papier verbraucht wird und auch der Zusammenhang mehrerer Verordnungen gewahrt bleibt. Auf diese Weise landen dann mehrere verschriebene Medikamente doch wieder auf einem gemeinsamen Blatt.
  Für den Ausdruck, der nicht unterschrieben wird, kann der Arzt gewöhnliches, weißes A4-Papier in seinen Drucker legen – alternativ aber auch das halb so große A5-Format.

Die Erzeugung des E-Rezepts ist damit für den Arzt beendet.

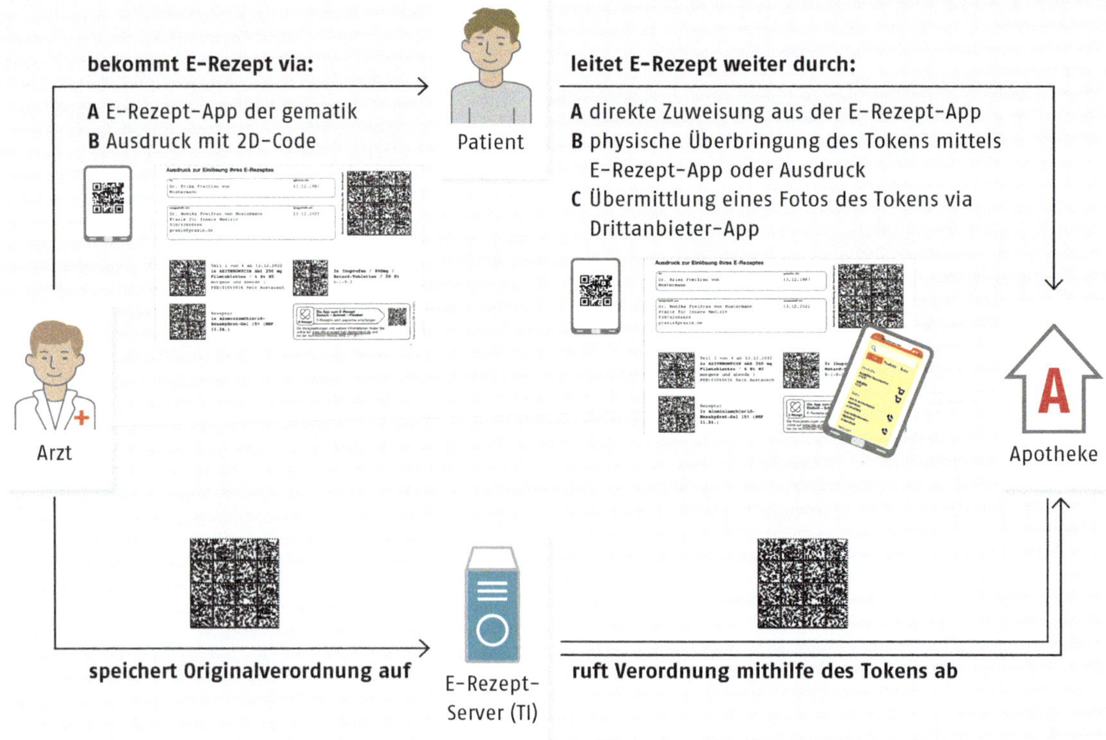

○ **Abb. 2.1** Grobes Schema über den E-Rezept-Prozess

2.2 Wie bekommt der Patient sein E-Rezept?

Streng genommen bekommt der Patient sein E-Rezept überhaupt nicht ausgehändigt, denn die entsprechende Datei liegt gut gesichert auf dem E-Rezept-Speicher, von wo sie tatsächlich nur eine Apotheke herunterladen kann. Die Aufgabe des Patienten ist und bleibt es jedoch, die Apotheke seiner Wahl damit zu beauftragen. Und das kann er auf drei unterschiedliche Weisen tun. Diese sind in ○ Abb. 2.1 rechts mit den Buchstaben A, B und C gekennzeichnet.

Sofern der Patient das wünscht – und das wird in der Anfangszeit nach der Einführung vermutlich meistens der Fall sein –, wird ihm vom Arzt ein Papierausdruck zur Einlösung seines E-Rezepts physisch übergeben (Pfad B in ○ Abb. 2.1). Damit wird sichergestellt, dass Patienten für die Einlösung von E-Rezepten kein Smartphone benötigen.

Diesen Ausdruck bringt der Patient – ganz genau wie bisher das rosa Muster-16-Papierrezept – persönlich oder durch einen Abholer/Boten in die Apotheke seiner Wahl.

Verwaltet der Patient hingegen seine E-Rezepte bereits elektronisch über die E-Rezept-App der gematik (▸ Kap. 4), so ist der Ausdruck für ihn überflüssig. Mithilfe dieser App kann er sich seine Verordnungen auf dem Smartphone anzeigen lassen und diese auch unmittelbar zur Einlösung an eine Apotheke seiner Wahl übermitteln. Alternativ kann er auch mit seinem Smartphone direkt in die Apotheke gehen und dort den Token, also den 2D-Barcode, der zum Abruf des Rezepts vom E-Rezept-Speicher berechtigt, direkt auf dem Smartphone vorzeigen und abscannen lassen.

Patienten können mit der E-Rezept-App jederzeit auf alle ihre E-Rezepte zugreifen – egal in welchem Stadium (erzeugt, abgegeben, abgerechnet etc.) diese sich gerade befinden oder von welchem Arzt sie ausgestellt wurden. Dadurch kommt das Grundprinzip der Datenhoheit, die ja stets beim Patienten verbleiben soll, zur Geltung.

Ausdruck zur Einlösung Ihres E-Rezeptes

für
Dr. Erika Freifrau von Mustermann

geboren am
13.12.1987

ausgestellt von
Dr. Monika Freifrau von Mustermann
Praxis für Innere Medizin
030/42666666
praxis@praxis.de

ausgestellt am
13.12.2022

Sammelcode zur Einlösung aller Verordnungen

MUSTER

Teil 1 von 4 ab 13.12.2022
1x AZITHROMYCIN AbZ 250 mg Filmtabletten / 6 St N2
morgens und abends 1
PZN:01065616 Kein Austausch

2x Ibuprofen / 800mg / Retard-Tabletten / 20 St
0-1-0-1

Rezeptur
1x Aluminiumchlorid-Hexahydrat-Gel 15% (NRF 11.24.)

E-Rezept
Die App zum E-Rezept
Einfach – Schnell – Flexibel
E-Rezepte jetzt papierlos empfangen
Die Voraussetzungen und weitere Informationen finden Sie online auf www.das-e-rezept-fuer-deutschland.de und bei der technischen Hotline 0800 277 377 7

Tokenausdruck DIN A5 (4.2021)

Abb. 2.2 Der Papierausdruck berechtigt zur Einlösung des E-Rezepts. Der Ausdruck wird gemäß Bundesmantelvertrag Ärzte (BMV-Ä) im Format A5 ohne Arztunterschrift ausgestellt.

Der Inhalt des Papierausdrucks zur Einlösung

Auf dem Ausdruck zur Einlösung des E-Rezepts wird nur ein Teil der Daten des E-Rezepts wiedergegeben. Die folgenden Angaben sind immer enthalten:

- Vollständiger Name und Geburtsdatum des Patienten, um eine Zuordnung der Person zu ermöglichen.
- Name, Berufsbezeichnung und Kontaktdaten des verschreibenden Arztes.
- Datum der Ausstellung, das jedoch nur informativ und nicht zur Bestimmung der Gültigkeit geeignet ist.
- Bis zu drei Verordnungen mit Angaben zum verordneten Medikament und zur vom Arzt vorgesehenen Dosierung. Zum Start des E-Rezepts können zunächst ausschließlich Fertigarzneimittel, Wirkstoffverordnungen, Rezepturen und Freitextverordnungen verschrieben werden (▸Kap. 1.4).
- Bis zu vier Token in Form von DataMatrix-Codes (2D-Barcodes) – jeweils einer vor jeder Verordnung und ein weiterer Sammeltoken oben rechts.
- Ein Informationsbereich für den Patienten (unten rechts) mit dem App-Logo der offiziellen E-Rezept-App und einem QR-Code mit URL zum Download der App.

Allerdings kann man als Patient nur dann komfortabel und einfach auf die eigenen E-Rezepte im Speicher zugreifen, wenn man sich zuvor nach Erfüllung aller Anforderungen in der E-Rezept-App der gematik erfolgreich authentifiziert hat (▸Kap. 6.1).

Ist ein Patient hingegen nicht authentifiziert oder besitzt kein Smartphone, so muss er sich vom Arzt stets den Token in Form des Ausdrucks in Abb. 2.2 übergeben lassen.

Durch die Möglichkeit zur Nutzung des Papierausdrucks soll ein barrierefreier Zugang für alle Patienten sichergestellt werden. Aus Patientensicht kann mit dem Ausdruck zur Einlösung des E-Rezepts genauso umgegangen werden wie mit dem heutigen Papierrezept. Der Ausdruck enthält zusätzlich zum Schlüssel für den Abruf des E-Rezepts (der sogenannte Token) in Klarschrift den Namen des Patienten und des Arztes, das Verordnungsdatum und alle für den Patienten relevanten Verordnungsdaten wie beispielsweise die Angaben des Arztes zur Dosierung.

■ **MERKE** Über folgende Wege kann der Patient das E-Rezept zur Einlösung an eine Apotheke weiterleiten:

- Aus der Ferne mit dem Smartphone, und zwar in der E-Rezept-App der gematik, was jedoch nur nach vorheriger Authentifizierung mit seiner eGK möglich ist.
- Persönlich in der Apotheke durch Vorzeigen des Ausdrucks, der den/die Token enthält, oder auch durch Vorzeigen eines Tokens in der E-Rezept-App.
- Aus der Ferne, durch die Übermittlung eines Fotos des Tokens mithilfe einer Drittanbieter-App auf dem Smartphone.

2.3 Wie wird das E-Rezept eingelöst?

Das Wichtigste vorweg: Der Patient kann mit E-Rezepten genauso umgehen wie bisher auch und zur Einlösung einfach selbst in die Apotheke vor Ort kommen. Nachdem er nun aber auch andere Möglichkeiten hat, gibt es grundsätzlich drei Arten, auf die das E-Rezept die Apotheke erreichen kann:

a) Durch eine Person, die in der Apotheke den zugehörigen Token vorzeigt – als Papierausdruck oder auf dem Smartphone. Der Token wird dann an einem Kassenplatz abgescannt, und die Apothekensoftware ruft in diesem Moment über die TI das E-Rezept vom E-Rezept-Speicher ab. Konkret wird in diesem Moment die zugehörige Datei auf das AVS heruntergeladen und gleichzeitig das E-Rezept im Speicher als „abgerufen" markiert, sodass es ab diesem Moment keine andere Apotheke mehr abrufen kann. Wie bisher mit dem Muster-16-Papierrezept auch, kommt also in diesem Fall das E-Rezept quasi gleichzeitig mit dem Patienten oder Abholer in die Offizin.

b) Durch digitale Zuweisung, also als elektronische Übermittlung des Tokens aus der E-Rezept-App der gematik. In diesem Fall wird unmittelbar in der Apothekensoftware das Eintreffen eines E-Rezepts signalisiert (○ Abb. 2.3) und ebenfalls die signierte E-Rezept-Datei vom Speicher heruntergeladen.
Anders als beim Muster-16-Papierrezept kommt auf diese Weise das Rezept vor dem Patienten in der Apotheke an. Das verschafft der Apotheke Zeit für die Vorbereitung, ggf. sogar für eine Bestellung beim Großhandel. Allerdings müssen dafür die Abläufe angepasst und der Eingang von E-Rezepten muss laufend überwacht werden.

c) Eine Variante ist die elektronische Übermittlung des Tokens zur Apotheke auf anderem Weg. Beispielsweise kann eine klassische Vorbestell-App genutzt werden, um ein Foto des Ausdrucks mit dem 2D-Barcode zu senden.

Während über diverse Vorbestell-Apps bisher nur unverbindliche „Reservierungsanfragen" an die Apotheke möglich waren, z. B. mit einem Foto des Muster-16-Rezepts, ist durch die elektronische Übermittlung eine verbindliche Übergabe des Rezepts an die Apotheke möglich. War bisher die Dispensierung erst nach Aushändigung der papiernen Urkunde, dem Muster-16-Rezept, erlaubt, so kann nun unmittelbar reagiert und beispielsweise auch ein Medikament per Botendienst zugestellt werden.

Außer bei der Weiterleitung durch die gematik-App muss in der Apotheke praktisch immer der 2D-Barcode über einen Scanner eingelesen werden. Dabei wird die im DataMatrix-Code enthaltene Zeichenkette decodiert und damit lesbar gemacht. Diese Zeichenkette wiederum enthält die Informationen (den Token), mit denen das E-Rezept durch die Apothekensoftware vom E-Rezept-Speicher abgerufen werden kann.

Praxistipp

Zum Lesen von E-Rezept-Tokens können prinzipiell die gleichen Scanner wie für die SecurPharm-Erfassung genutzt werden. Bei beiden Codes handelt es sich um sogenannte DataMatrix-Codes, wie sie beispielsweise auch beim elektronischen Medikationsplan (eMP) eingesetzt werden. Scanner, die SecurPharm-Codes oder den eMP verarbeiten können, können somit auch E-Rezept-Token verarbeiten. Für das Einlesen des Codes vom Patienten-Smartphone kann es nützlich sein, jeweils einen zusätzlichen Barcodescanner an der Kundenseite des HV-Tischs zu installieren.

Um auf den E-Rezept-Speicher zugreifen und E-Rezepte abrufen zu können, muss die Apothekensoftware mit der Telematikinfrastruktur (TI) verbunden sein. Nur auf diese Weise ist ein autorisierter Zugriff möglich. Mit dem Abruf des E-Rezepts über den Token bekommt es auf dem E-Rezept-Speicher den Status „in Bearbeitung". Die abrufende Apotheke wird fest eingetragen. In diesem Status kann keine andere Apotheke mehr das gleiche E-Rezept abrufen. So ist sichergestellt, dass jedes E-Rezept immer nur genau ein Mal eingelöst werden kann.

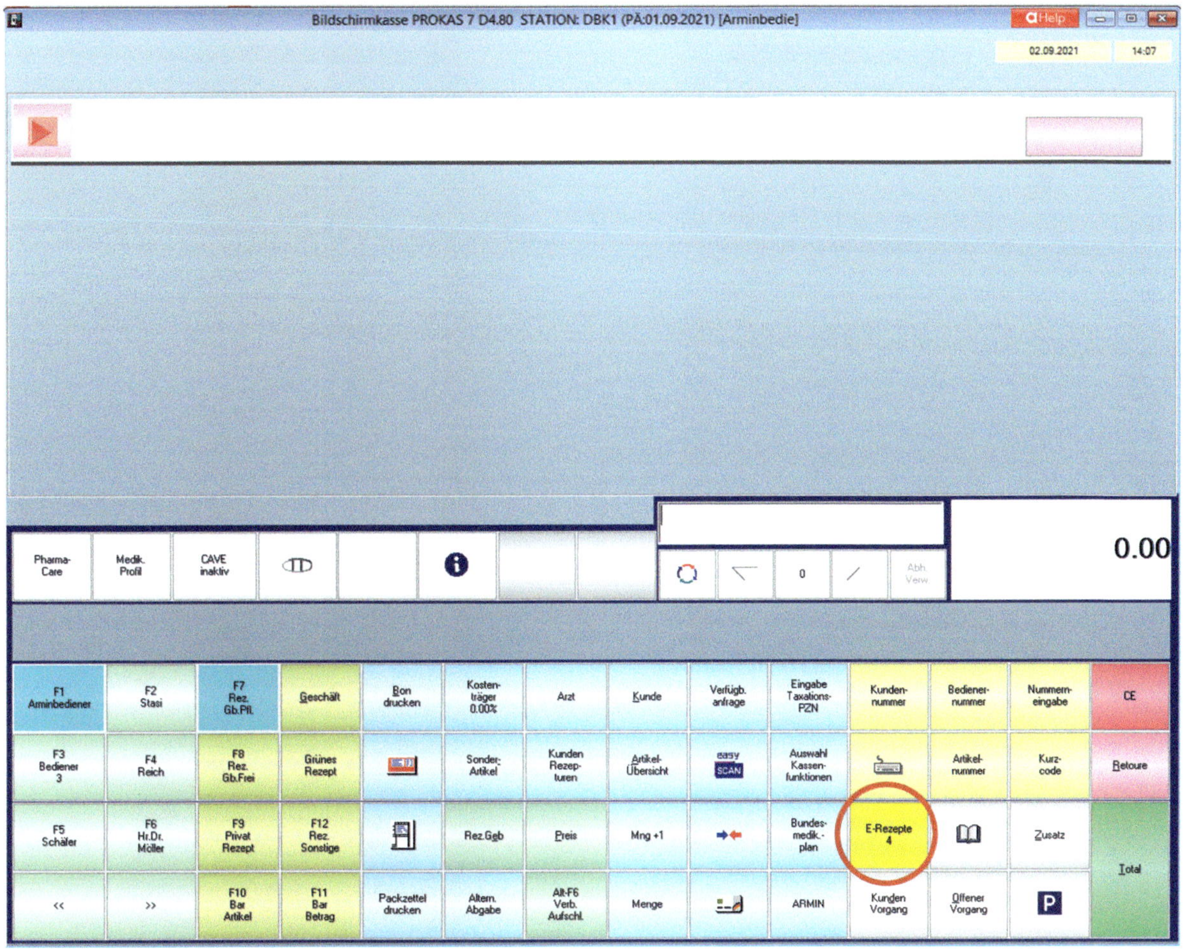

Abb. 2.3 Die Kassensoftware, hier am Beispiel PROKAS von NOVENTI, zeigt an, sobald E-Rezepte vorliegen, die ein Patient über die gematik-App der Apotheke zugewiesen hat (unten rechts).

Praxistipp

Wie in Abb. 2.2 zu sehen ist, befinden sich auf dem Ausdruck zur Einlösung des E-Rezepts mehrere 2D-Barcodes. Einer davon steht als zugehöriger Token vor jeder der bis zu drei einzelnen Verordnungen. Der größere Sammeltoken ganz oben rechts enthält die Daten sämtlicher (bis zu drei) Token des Ausdrucks. Auf diese Weise genügt es in der Regel, immer nur den Code oben rechts zu scannen, um sämtliche Verordnungen vom Ausdruck auf einmal abzurufen.

Lediglich dann, wenn der Patient nur eine bestimmte der Verordnungen einlösen möchte, müssen Sie dafür nur den zugehörigen Token von dieser Verordnung scannen.

Noch einmal, weil es so wichtig ist!

Der Ausdruck zur Einlösung des E-Rezepts ist keine Urkunde! Keinesfalls darf eine Abgabe erfolgen, nur weil man die Arzneimittelbezeichnung, wie in Abb. 2.2 sichtbar, darauf lesen kann. Zuvor hat stets ein Abruf mittels der Apothekensoftware zu erfolgen. Erst wenn das Rezept erfolgreich abgerufen wurde und noch gültig ist, darf eine Dispensierung erfolgen. Dies gilt selbst in Notfällen oder wenn beispielsweise die Internetleitung ausgefallen ist.

Erst durch den Abruf des E-Rezepts erkennt man also, ob das E-Rezept wirklich noch existiert bzw. noch nicht eingelöst wurde. Dies ist ein ganz wesentlicher Unterschied zu heute! Nur wenn der Abruf erfolgreich ist, handelt es sich um eine valide Verordnung, die entsprechend eingelöst werden kann.

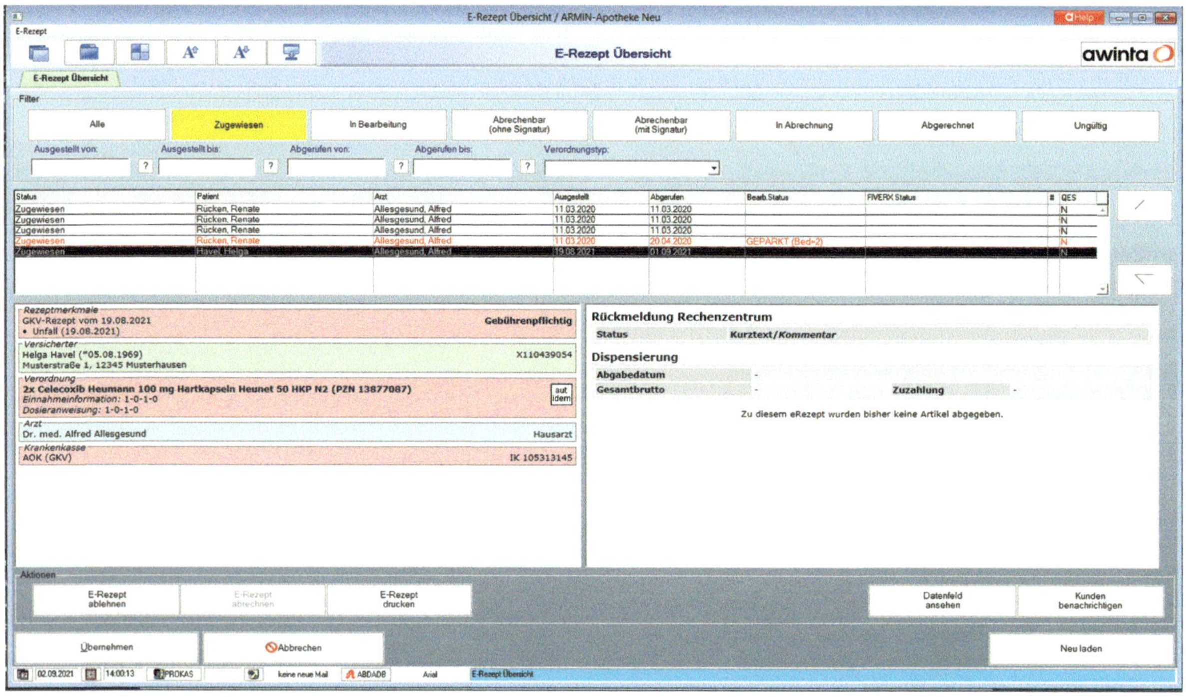

Abb. 2.4 Unterteilt nach Bearbeitungsstatus, werden die E-Rezepte in der Kassensoftware, hier am Beispiel PROKAS von NOVENTI, dargestellt und können von dort in die gewohnten Eingabemasken zur weiteren Bearbeitung übernommen werden.

2.4 Wie kann die Apotheke das E-Rezept nach dem Abruf weiter bearbeiten?

2.4.1 Anzeige des E-Rezepts in der Apothekensoftware

Nach dem erfolgreichen Abruf des E-Rezepts steht dieses inklusive aller Daten und Informationen in der Apothekensoftware bereit (Abb. 2.4). Die weitere Verarbeitung sollte sich nicht wesentlich davon unterscheiden, wie ein Muster-16-Rezept heute behandelt wird, nachdem es gescannt wurde oder die Daten manuell eingegeben wurden.

Beim Abruf des E-Rezepts passieren im Apothekensystem immer folgende Schritte vollautomatisch (Abb. 2.5):

1. DataMatrix-Code scannen und einen oder mehrere Token zum Abruf von E-Rezepten (bis zu 3) daraus decodieren,
2. eine bis drei E-Rezept-Datei(en) mithilfe der Token herunterladen,
3. Signatur des Arztes (QES) in jeder Datei überprüfen,
4. Verordnungsdaten und Rezeptdaten aus jedem E-Rezept extrahieren,
5. Gültigkeit bzw. Erstattungsfähigkeit automatisch prüfen,
6. E-Rezept-Daten im AVS speichern und für den Benutzer anzeigen.

Als Ergebnis sieht man in der Regel zunächst eines oder mehrere erfolgreich heruntergeladene E-Rezepte in der Software (Abb. 2.6). Das AVS wird zu jedem E-Rezept die wesentlichen Informationen sowie Hinweise zur Gültigkeit bzw. zur Erstattungsfähigkeit der Verordnung anzeigen. Dies verdeutlicht noch einmal, wie wichtig der Abruf ist und dass nur hiermit der Status bzw. die Gültigkeit von E-Rezepten ermittelt werden können.

Praxistipp

Gerade wenn der Sammeltoken abgescannt wurde und dadurch mehrere Verschreibungen vom Speicher geladen wurden, empfiehlt es sich, die geladenen E-Rezepte kurz zu prüfen und vor der weiteren Verarbeitung zu entscheiden, ob tatsächlich alle dispensiert werden sollen. Ein irrtümlich abgerufenes E-Rezept könnte an dieser Stelle noch sehr einfach zurückgegeben und damit wieder zur Einlösung reaktiviert werden.

Einer der wichtigsten Vorteile des E-Rezepts für die Apotheke ist, dass alle Daten und Informationen sofort vollständig und korrekt im Computer vorliegen. Das Eintippen und/oder das Scannen von Muster-16-Rezepten mit anschließender Texterkennung (OCR) entfallen – das spart nicht nur lästige und zeitfressende Arbeit, sondern eliminiert vor allem auch die damit zwangsläufig verbundenen Fehlerquellen. Weder eine falsche OCR-Erkennung noch Tippfehler sind zukünftig möglich. Angezeigt und von der Software verarbeitet wird demzufolge immer sofort genau das, was der Arzt als Verschreibung erzeugt hat.

Der große Nutzen elektronisch vorliegender Daten ist die Möglichkeit zur vollautomatischen Verarbeitung bzw. Überprüfung. Beispielsweise entgeht es der Apothekensoftware keinesfalls, wenn die Gültigkeitsdauer eines Rezepts bereits abgelaufen ist. Dies verhindert die irrtümliche Abgabe, welche bisher unweigerlich zu einer Retaxierung geführt hätte.

Auch alle weiteren Informationen sind in elektronischer Form sehr hilfreich. Stammkunden der Apotheke (mit Kundenkarte) können z. B. an der Versichertennummer automatisch erkannt werden – wodurch auch der vollständige Interaktions-Check möglich wird. Alter und Geschlecht des Patienten können unmittelbar für die Verbesserung der automatischen CAVE-Prüfung genutzt werden, und selbstverständlich kann mithilfe der hinterlegten IK-Nummer der Krankenkasse sofort die Rabattvertragsprüfung korrekt erfolgen.

Die weiteren Bearbeitungsschritte ab hier unterscheiden sich nicht mehr von den bisherigen Abläufen. Es müssen die identischen, üblichen Abläufe der Apothekensoftware in der Rezeptbearbeitung durchlaufen werden, wobei einiges aufgrund der bereits vorliegenden Daten schneller als bisher bzw. sogar automatisch erfolgen dürfte.

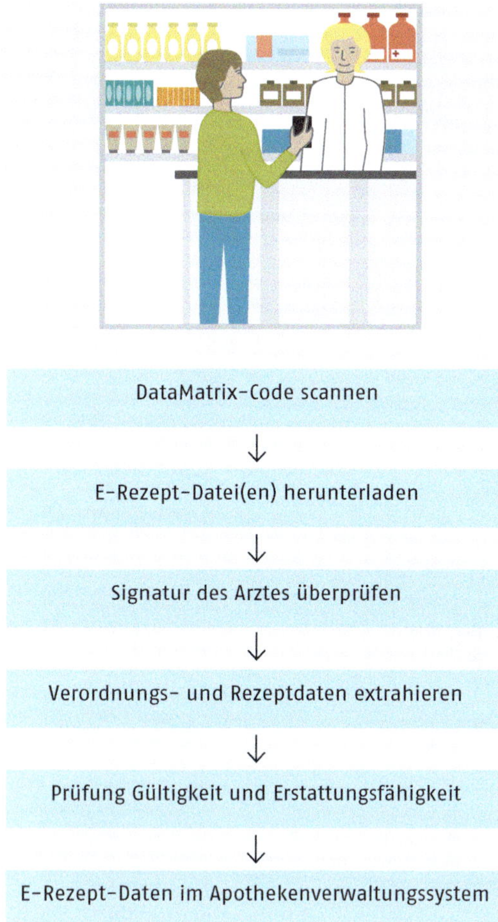

Abb. 2.5 Automatischer Ablauf beim E-Rezept in der Apotheke

2

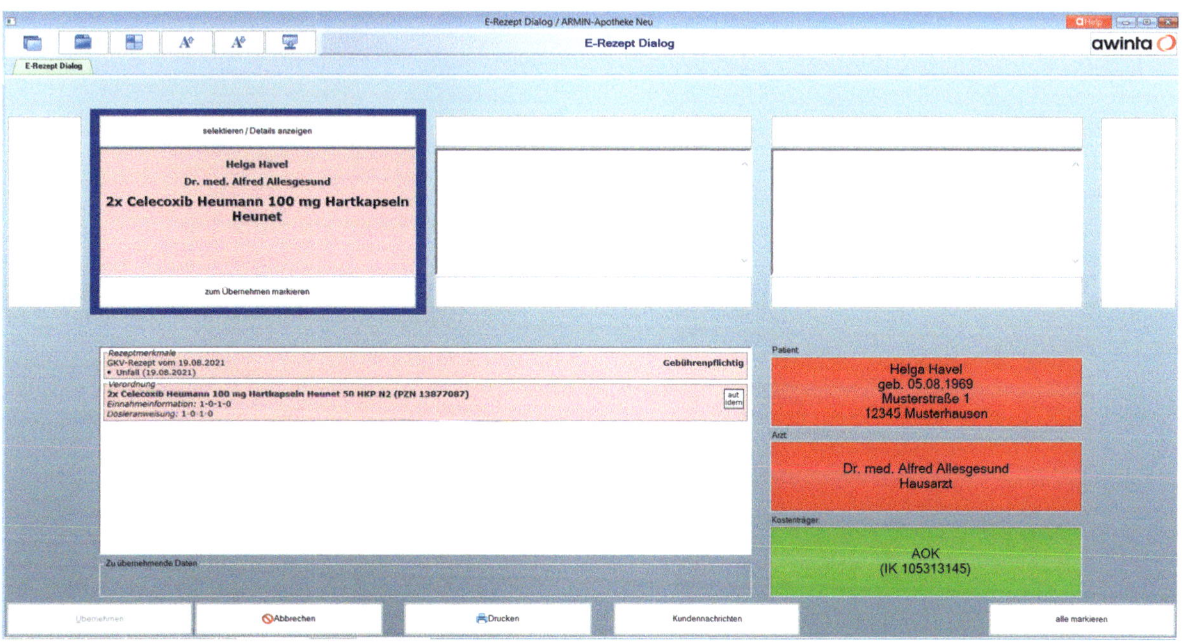

Abb. 2.6 Entsprechend der Anzahl der Verordnungen auf dem E-Rezept werden die drei Kästchen im oberen Bereich des E-Rezept-Dialogs, hier am Beispiel PROKAS von NOVENTI, mit den verschriebenen Arzneimitteln gefüllt und können von dort in den Kassendialog übernommen werden.

2.4.2 Dispensierung und Abgabe des Arzneimittels

Auch beim E-Rezept ist es zu empfehlen, wie schon vom Muster-16-Papierrezept bekannt, unmittelbar vor der Abgabe des Arzneimittels durch die Apotheke an den Patienten zu prüfen, ob alle Vorgaben bei der Taxierung richtig eingehalten wurden. Am besten wird das auch in Zukunft über die Rezeptvorprüfung des eigenen Abrechnungszentrums (ARZ) gelingen, um Rabattverträge, Reimportregelungen und ähnliche Vorgaben nicht aus dem Blick zu verlieren. Diese Prüfung kann mit dem E-Rezept prinzipiell vollautomatisch erfolgen.

■ **MERKE** Das E-Rezept ist eine elektronische Urkunde, die genau wie ein Muster-16-Papierrezept über das Abrechnungszentrum der Apotheke zum Kostenträger (Krankenkasse) eingereicht wird, welcher daraufhin der Apotheke den jeweiligen Abrechnungspreis erstattet.
An dieser Stelle kommt jedoch eine Besonderheit von Computerdateien als Urkunde zum Tragen: Im Gegensatz zu einem Papierdokument sind sie ohne Weiteres kopierbar, und man kann Original und Kopie nicht voneinander unterscheiden. Aus diesem Grund muss sichergestellt werden, dass nur die tatsächlich abgebende Apotheke das E-Rezept wirklich abrechnen kann.
Nachdem nur der E-Rezept-Fachdienst-Speicher der gematik davon Kenntnis hat, welche Apotheke das Rezept tatsächlich abgerufen (und nicht zurückgegeben) hat, kann die notwendige Information zur Lösung des Problems nur von hier kommen.
Unmittelbar nach der Abgabe des Medikaments an den Patienten (maximal 24 Stunden später) sendet die Apothekensoftware den Dispensierungssatz als Datei an den E-Rezept-Speicher und meldet damit die erfolgte Abgabe. Das E-Rezept wird hierdurch in den Status „Abgegeben" gesetzt. Als Antwort erhält das Apothekensystem vom Fachdienst eine elektronisch signierte Quittung, die zu diesem E-Rezept gehört und mithilfe derer die Apotheke gegenüber dem ARZ beweisen kann, dass sie laut E-Rezept-Speicher zur Abgabe berechtigt war und demzufolge auch das E-Rezept abrechnen darf.
Diese Quittungsdatei muss die Apotheke schlussendlich zusammen mit dem E-Rezept und dem Abgabedatensatz zur Abrechnung an ihr Abrechnungszentrum senden. All das erledigt das AVS natürlich mehr oder weniger automatisch im Hintergrund.

An der Stelle, an der im bisherigen Ablauf die Bedruckung des Rezepts erfolgte, wird jetzt ein Dispensierungssatz (der „E-Abgabedatensatz") zum E-Rezept erzeugt. Mit einem eindeutigen Bezug zum E-Rezept wird ein neuer Datensatz generiert, der alle Informationen rund um die Dispensierung enthält. Dazu gehört u. a., welche(r) Artikel (identifizierbar über seine Pharmazentralnummer/PZN) zu welchem Preis abgegeben wurde. Zudem werden auch Datum und Uhrzeit und, im Standardablauf, mit einer sogenannten einfachen Signatur die abgebende Apotheke hinterlegt.
Alle Aktivitäten der Apotheke rund um das E-Rezept werden mit einem entsprechenden Zeitstempel protokolliert. Auch wenn grundsätzlich alle bekannten Prozesse unverändert weiterhin möglich sind, ist beim E-Rezept jede Änderung genau nachvollziehbar. Dennoch ist bei Bedarf beispielsweise eine Änderung in der Dispensierung bis zur Abrechnung jederzeit möglich. Sie wird nur mitgeschrieben im Abrechnungsdatensatz.

■ **MERKE** Ein Muster-16-Papierrezept wird nach der Abgabe des Arzneimittels an den Patienten bedruckt, damit es abgerechnet werden kann. Beim E-Rezept kann keine Bedruckung erfolgen, deswegen wird hier ein sogenannter Abrechnungsdatensatz in einer Datei erstellt, der zusammen mit dem eigentlichen E-Rezept und der oben erwähnten Quittung vom E-Rezept-Speicher an das ARZ übermittelt wird.
Dieser Abrechnungsdatensatz, der in der Spezifikation der gematik auch „E-Abgabedatensatz" heißt, enthält die notwendigen Informationen für die Abrechnung einer elektronischen Arzneimittelverordnung (E-Rezept) durch eine Apotheke. Grundlage ist die Arzneimittelabrechnungsvereinbarung gemäß § 300 Abs. 3 SGB V zwischen dem Spitzenverband Bund der Krankenkassen und dem Deutschen Apothekerverband e. V. Er enthält neben den Informationen, die auch auf den Muster-16-Papierrezepten angebracht werden, zusätzlich noch weitere, optionale Felder. Beispielsweise können in diesen Feldern Kommentare der Apotheke, Informationen zu einer Rezeptänderung durch den Apotheker oder zu einer erfolgten Rücksprache mit dem Arzt eingebracht werden.

Auch hier gilt: Diese Übertragung generiert die Apotheken-Warenwirtschaft automatisch. Ein manuelles Eingreifen ist nicht notwendig. Nach erfolgreichem Abschluss des Vorgangs an der Warenwirtschafts-Kasse erfolgt zunächst die Übertragung des Dispensierdatensatzes an den E-Rezept-Speicher. Danach wechselt der Statuswechsel des E-Rezepts von „in Bearbeitung" zu „Abgegeben". Es kann danach kein zweites Mal mehr abgegeben werden.

Insgesamt entsprechen die hier beschriebenen Schritte der Bedruckung des Rezepts im Ablauf des Muster-16-Papierrezepts. Dies bedeutet auch, dass die Rezepte zwar bearbeitet und quittiert, aber damit weder kontrolliert noch zur Abrechnung eingereicht sind.

2.5 Was macht die Apotheke mit dem E-Rezept nach der Arzneimittelabgabe?

Nach der Abgabe sollte das E-Rezept, so wie das Muster-16-Papierrezept auch, in der Apotheke kontrolliert werden. Selbst wenn viele potenzielle Fehlerquellen, wie zum Beispiel die fehlende Arztunterschrift oder Erfassungsfehler, in Zukunft wegfallen, sind auch beim E-Rezept Fehler nicht gänzlich auszuschließen, die im schlimmsten Fall zu einer Retaxation führen können.

Zum Zweck der manuellen Rezeptkontrolle kann man sich im AVS alle Rezepte im Status „Abgegeben“ noch einmal nacheinander anzeigen lassen und dabei jeweils die gespeicherten Abgabedaten betrachten und notfalls korrigieren.

Mittels der elektronischen FiveRx-Prüfung gibt es schon seit vielen Jahren die Möglichkeit, diesen Vorgang zu automatisieren und alle Rezepte automatisch kontrollieren zu lassen.

Im Jahr 2005 haben sich unter dem Namen FiveRx die führenden deutschen Apothekenrechenzentren zu einer Arbeitsgemeinschaft zusammengeschlossen, um einen Standard zur Übertragung von Rezeptdaten zwischen der Apotheken-Warenwirtschaft und dem Rechenzentrum der Apotheke zu schaffen.

Das ARZ GmbH Darmstadt, die ARZ Haan AG, das NARZ e. V., die RBA GmbH sowie die VSA GmbH haben dabei gemeinsam die Schnittstelle FiveRx.Link entwickelt und sehr erfolgreich auf den Markt gebracht. FiveRx.Link hat sich in der Zwischenzeit als der Standard bei der Rezeptdatenübertragung und -prüfung etabliert.

Mit FiveRx.Link 2.0 gibt es für diesen bewährten Branchenstandard inzwischen sogar eine neue Version, die um wichtige und zukunftsweisende Erweiterungen ergänzt wurde (o Abb. 2.7).

■ **DEFINITION** Über die FiveRx-Schnittstelle lassen sich die Daten des E-Rezepts nach der Erfassung in der Apothekensoftware elektronisch an das ARZ schicken, wo sie unmittelbar auf ihre Erstattungsfähigkeit hin geprüft werden.
Mit dem E-Rezept wird es in Zukunft zwei mögliche Zeitpunkte zur Prüfung über die FiveRx-Schnittstelle geben.

- Das Ergebnis einer „synchronen Prüfung“ wird bei der Verarbeitung in der Apothekenkasse sofort angezeigt, sodass vorzunehmende Korrekturen meist noch in Anwesenheit des Patienten zumindest besprochen werden können und eine verbindliche Kommunikation der Apotheke mit ihren Kunden ermöglicht wird (o Abb. 2.7).
- Die zweite und „asynchrone Prüfung“ erfolgt in der Regel erst nach der Abgabe des Arzneimittels und unmittelbar vor der Übermittlung zur Abrechnung.

Durch die Kombination beider automatischen Prüfungen kann das Maximum an Sicherheit für eine korrekte und beanstandungsfreie Abrechenbarkeit der E-Rezepte erreicht werden (o Abb. 2.9).

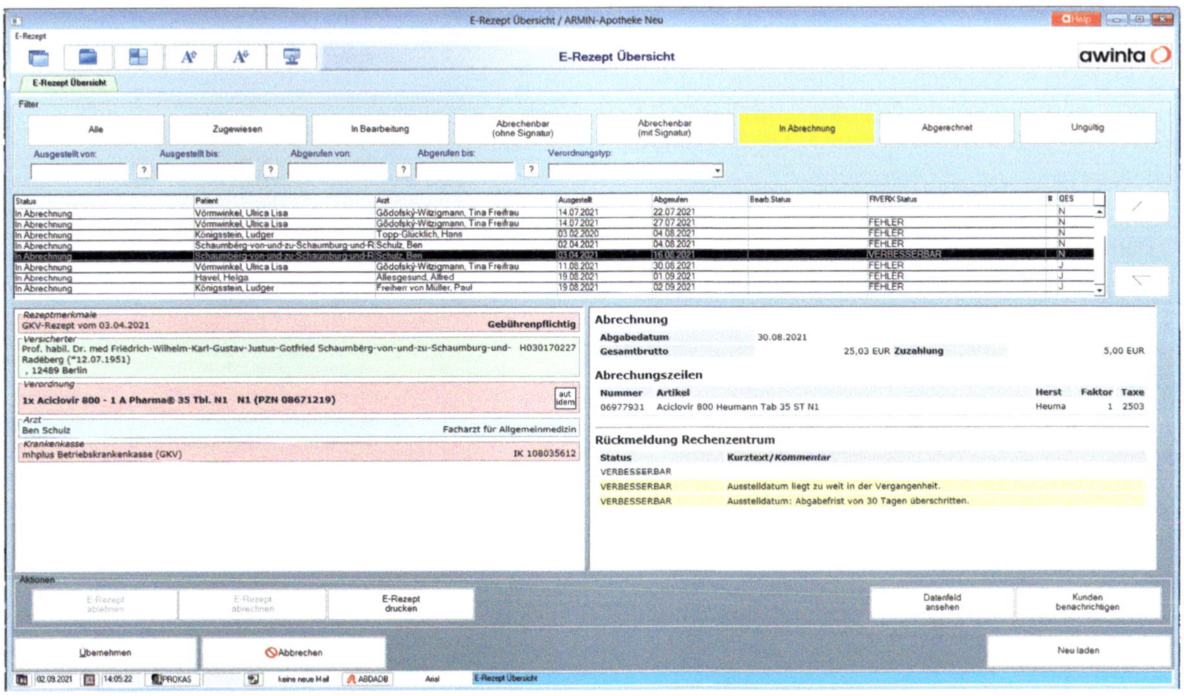

o **Abb. 2.7** Anzeige der Rückmeldung über die FiveRx-Schnittstelle von verbesserbaren Verordnungen vom Abrechnungszentrum in der E-Rezept-Übersicht, hier am Beispiel PROKAS von NOVENTI.

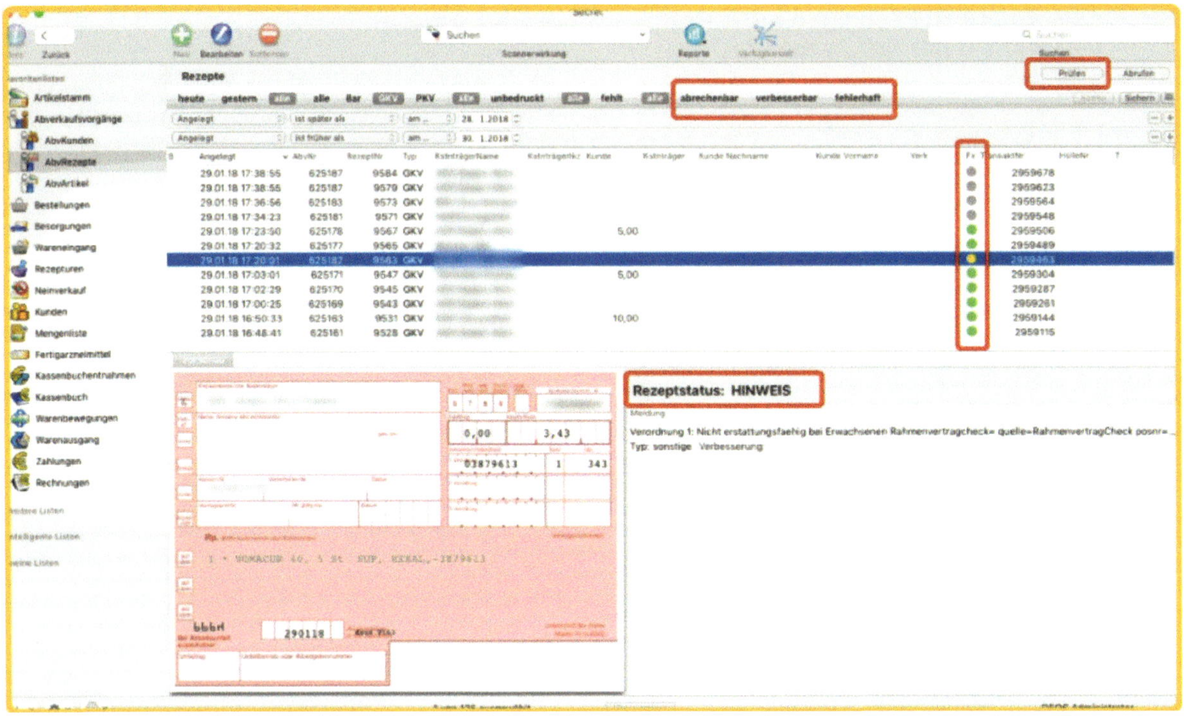

Abb. 2.8 Ansicht einer FiveRx-Prüfung

Nach erfolgter Prüfung und ggf. notwendigen Korrekturen kann das E-Rezept von der Apotheke beim Abrechnungszentrum abgerechnet werden. Die dafür notwendige Datenübermittlung erfolgt ebenfalls mithilfe der FiveRx-Schnittstelle.

2.6 Wie wird das E-Rezept abgerechnet?

Nach erfolgter Abgabe und Kontrolle des E-Rezepts kann es abgerechnet werden. Technisch erfolgt dies erneut mit dem in ▸Kap. 2.5 beschriebenen E-Abgabedatensatz.

In der Praxis kann die Apotheke die Abrechnung eines E-Rezepts mit einem Klick aus ihrer Apothekensoftware auslösen. Das E-Rezept wird dadurch automatisch zur Abrechnung an das ARZ übermittelt. In der Regel wird der Apothekenleiter oder ein von ihm Beauftragter regelmäßig alle anstehenden und geprüften Rezepte en bloc zur Abrechnung freigeben. Je nach AVS sind außerdem auch automatisierte Abläufe zur Prüfung und Abrechnung von E-Rezepten möglich.

MERKE Nach der Belieferung eines E-Rezepts erstellt die Apothekensoftware der Apotheke automatisch den Abgabedatensatz. Dieser entspricht der früheren Rezeptbedruckung und muss zusammen mit dem E-Rezept und der E-Abgabequittung zur Abrechnung des E-Rezepts als sogenanntes E-Rezept-Bundle an das Abrechnungszentrum übermittelt werden.

Unter diesem E-Rezept-Bundle versteht man die drei zusammengehörigen Dateien, also das eigentliche E-Rezept, elektronisch signiert vom Arzt, die E-Abgabequittung, elektronisch signiert vom E-Rezept-Speicher, und schließlich den Abgabedatensatz mit allen Abrechnungsinformationen, inklusive aller in der Apotheke vorgenommenen Anpassungen oder Kommentare, elektronisch signiert von der Apotheke. Für die Signatur des Abgabedatensatzes wird der TI-Konnektor zusammen mit der SMC-B-Karte der Apotheke verwendet.

In bestimmten Fällen, beispielsweise wenn aufgrund pharmazeutischer Bedenken eine nicht rabattvertragskonforme Abgabe erfolgt ist und hierzu Kommentare angefügt wurden, muss der Abgabedatensatz vor der Abgabe von einem Apotheker ebenfalls mit einer qualifizierten elektronischen Signatur (QES) unterzeichnet werden.

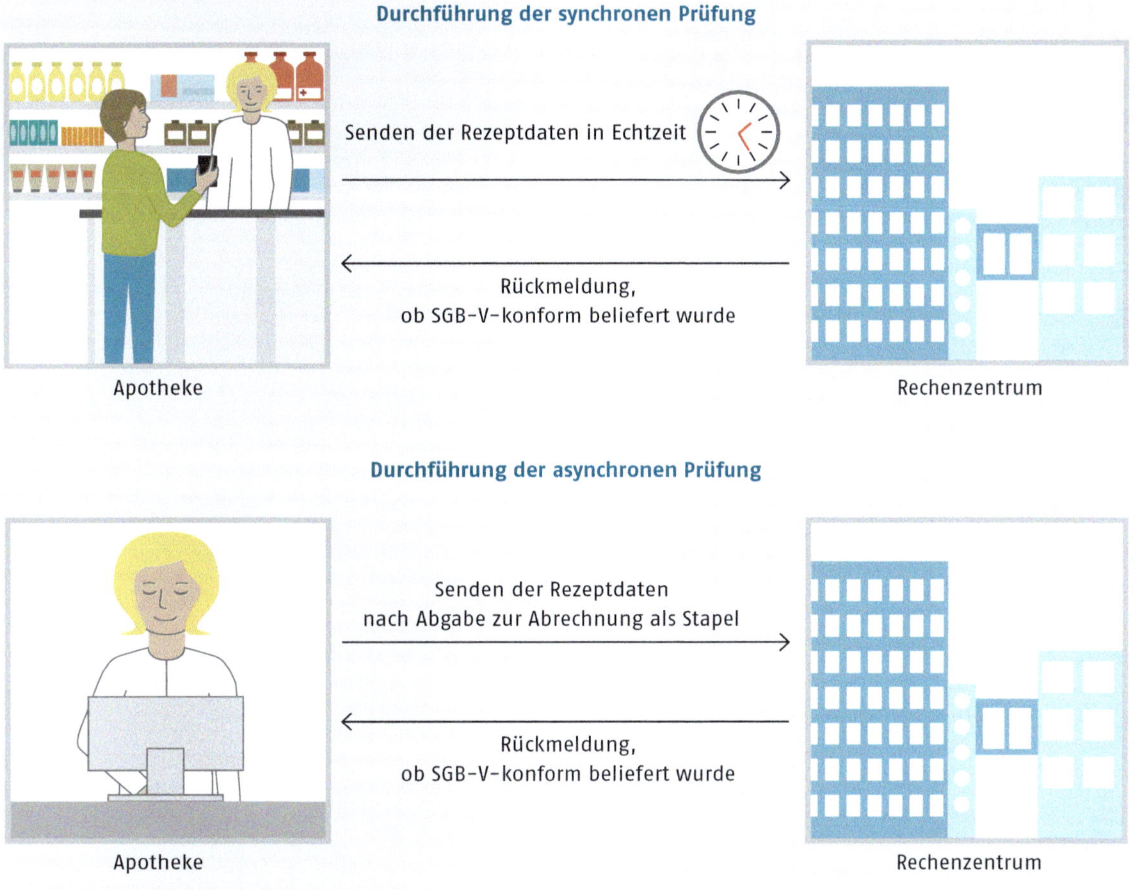

Abb. 2.9 Synchrone und asynchrone Prüfung

2.7 Welche sonstigen Fälle kann es in der Apotheke geben?

2.7.1 Zurückgeben von E-Rezepten

Situationen wie diese sind bekannt: Ein Arzneimittel ist nicht vorrätig und der Patient akzeptiert die Nachlieferung per Botendienst nicht. Beim Muster-16-Papierrezept ist die Apotheke in so einem oder vergleichbaren Fall verpflichtet, die Verschreibung dem Patienten wieder auszuhändigen, damit er sie woanders einlösen kann. Nicht anders verhält es sich beim E-Rezept, wiederum mit der Maßgabe, dass die Urkunde hier kein Stück Papier ist, sondern ein Datensatz auf dem E-Rezept-Speicher innerhalb der TI. Sollte also ein E-Rezept nicht beliefert werden können oder es sonstige Gründe geben, aufgrund derer es zu keiner Transaktion zwischen der Apotheke und dem Patienten kommt, so kann auch das E-Rezept zurückgegeben werden.

Zur Erinnerung: Mit dem Abruf des E-Rezepts über den Token bekommt es auf dem E-Rezept-Speicher den Status „in Bearbeitung". Es befindet sich somit in einer Art Schwebezustand zwischen „offen" und „abgeschlossen". Mit Übergabe in die Abrechnung (▸Kap. 2.6) ist das E-Rezept zu Ende bearbeitet und abgeschlossen. Wird es hingegen zurückgegeben, wird auf dem E-Rezept-Speicher der Status wieder auf „offen" zurückgesetzt, und andere Apotheken können, nach Zuweisung des E-Rezepts oder des Tokens durch den Patienten, darauf zugreifen.

Praktisch umgesetzt wird dies in der Apothekensoftware. Hier wird es eine Funktion zur Rückgabe von E-Rezepten innerhalb der Rezeptbearbeitung geben (○ Abb. 2.10).

2.7.2 Hinzufügen von Kommentaren

Analog dem Ablauf beim Muster-16-Papierrezept können E-Rezepte während der Bearbeitung ebenfalls um Kommentare bzw. Bearbeitungshinweise ergänzt werden. Alles, was beim Muster-16-Papierrezept handschriftlich auf der Verschreibung vermerkt werden kann und eine Entsprechung auf dem E-Rezept hat, ist hierfür vorgesehen. Ein Beispiel sind pharmazeutische

Bedenken, die eine Nichteinhaltung von Rabattverträgen begründen sollen.

Hierzu wird es in den Apothekensoftwaresystemen entsprechende Kommentarzeilen geben. Diese Kommentare werden im Abrechnungsdatensatz gespeichert.

■ **MERKE** Die nachträgliche Änderung eines E-Rezepts ist grundsätzlich unmöglich. Die vom Arzt erstellte E-Rezept-Datei darf nicht verändert werden, weil dadurch die elektronische Signatur des Arztes zerstört und das E-Rezept komplett unbrauchbar würde.
Falls sich nach Rücksprache mit dem Arzt eine notwendige Änderung ergibt, kann dies entweder nur vom Apotheker in der Dispensierung als Kommentar vermerkt werden, oder das Rezept muss gelöscht und neu erzeugt werden. Löschen können ein E-Rezept der Arzt, der Apotheker und auch der Patient.

Praxistipp

Ist eine E-Rezept-Änderung so umfangreich oder weitreichend, dass direkt ein neues Rezept erzeugt werden muss, dann kann der Arzt ausnahmsweise das neue Rezept der Apotheke direkt zuweisen (sofern der Patient das nicht mithilfe die E-Rezept-App der gematik selbst machen kann). Damit wird ein schnellerer, patientenorientierterer Ablauf gewährleistet.

Zur Kommunikation mit dem Arzt sollte idealerweise der TI-Dienst KIM (Kommunikation im Medizinwesen) genutzt werden.

■ **DEFINITION** Unter dieser **Kommunikation im Medizinwesen** (KIM) versteht man einen Kommunikationsstandard der gematik mit dem Ziel, darüber die gesamte elektronische Kommunikation im Gesundheitswesen laufen zu lassen. Arztpraxen sollen darüber medizinische Dokumente elektronisch und sicher über die TI versenden und empfangen können. Die größten Vorteile der KIM, sobald sie flächendeckend implementiert sein wird, sind eine sektoren- und berufsübergreifende Vernetzung sowie eine reibungslose Erreichbarkeit innerhalb der TI. Damit einhergehen soll eine Verringerung des Arbeits- und Zeitaufwandes für alle Beteiligten sowie eine Steigerung von Rechtssicherheit und Datenschutz (▸Kap. 6.3).

2.7.3 Löschen von E-Rezepten

Es ist grundsätzlich auch für Apotheken möglich, ein E-Rezept zu löschen. Einzige Voraussetzung hierfür ist, dass sie vorher den entsprechenden Token vom Patienten erhalten hat. Ein typischer Anwendungsfall ist ein Verordnungsfehler, der durch ein erneutes Ausstellen des Rezepts beseitigt werden soll.

Auch hierzu wird es in der Apothekensoftware eine Funktion geben, die explizit noch einmal bestätigt wer-

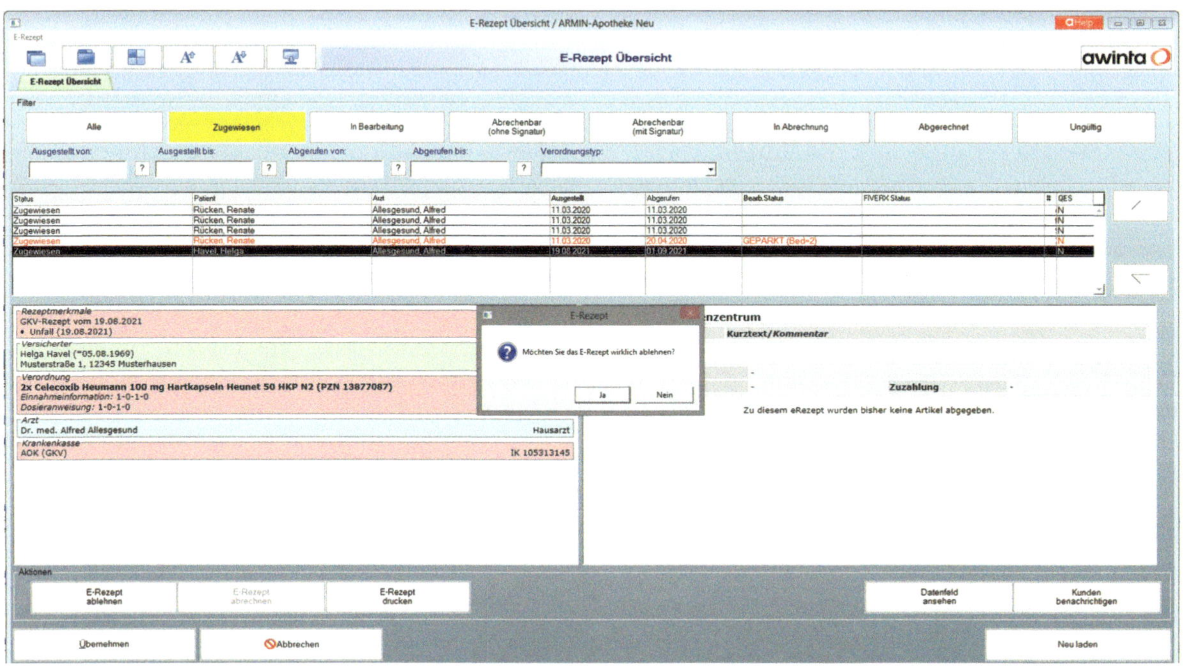

o Abb. 2.10 Warnmeldung, die – am Beispiel PROKAS von NOVENTI – erscheint, sobald man mit dem Button unten links das E-Rezept ablehnen, also an den Patienten zurückgeben möchte.

den muss – „*Wollen Sie wirklich löschen?*" –, denn ein einmal gelöschtes Rezept ist unwiderruflich weg.

2.7.4 Nachrichten versenden

Grundsätzlich können auch Nachrichten an jedes E-Rezept angefügt werden. So soll die niedrigschwellige Kommunikation zwischen Leistungserbringern und Patienten gefördert werden. Typische Anwendungsfälle sind die Antwort auf die Frage, ob ein bestimmtes Arzneimittel verfügbar ist, oder die Koordination mit dem Patienten, wann und wie eine Abholung oder Belieferung erfolgen soll.

Zu unterscheiden ist hierbei der Nachrichtenaustausch direkt über die TI, was ausschließlich mit der E-Rezept-App der gematik möglich sein wird, und der Austausch über Drittanbieter-Apps wie gesund.de und Weblösungen wie ia.de.

Eine Kommunikation „entlang des E-Rezepts", die sowohl den Arzt als auch den Patienten umfasst, ist nur über die TI möglich. Da zu diesem Zweck der Patient auch innerhalb der TI authentifiziert sein muss (▸ Kap. 6.1), ist davon auszugehen, dass dieser Anwendungsfall in der Anfangszeit des E-Rezepts eher selten sein wird.

Darüber hinaus ist aber eine direkte Kommunikation mit dem Patienten über Drittanbieter-Apps oder natürlich auch per Telefon möglich. Organisatorisch hängt diese Informationen aber nicht mehr am E-Rezept, sondern ist hiervon unabhängig. Alles, was außerhalb der TI im Zusammenhang mit dem E-Rezept kommuniziert und vereinbart wird, wird nicht am E-Rezept-Datensatz gespeichert, da das nur innerhalb der TI passieren kann.

2.7.5 Mehrfachverordnungen

Am 01.03.2020 trat das Masernschutzgesetz in Kraft. Mit ihm wurde § 31 SGB V um folgenden Absatz 1b ergänzt:

> Für Versicherte, die eine kontinuierliche Versorgung mit einem bestimmten Arzneimittel benötigen, können Vertragsärzte Verordnungen ausstellen, nach denen eine nach der Erstabgabe bis zu dreimal sich wiederholende Abgabe erlaubt ist. Die Verordnungen sind besonders zu kennzeichnen. Sie dürfen bis zu einem Jahr nach Ausstellungsdatum zulasten der gesetzlichen Krankenkasse durch Apotheken beliefert werden.

Mit dieser gesetzlichen Regelung, der sogenannten Mehrfachverordnung bzw. dem sogenannten Wiederholungsrezept, sollten Ärzte ihren chronisch kranken Patienten die Dauermedikation so verordnen können, dass ein einziges Rezept mehrere Abgaben umfasst. Bei entsprechender Kennzeichnung des Rezepts durch den Arzt sollten Apotheker dann das Arzneimittel bis zu vier Mal innerhalb eines Jahres abgeben dürfen, ohne dass der Patient erneut den Arzt aufsuchen muss.

Kurze Zeit später hieß es in der ersten Corona-Eilverordnung dann, dass „*abweichend von § 31 Absatz 1b […] Verordnungen zur wiederholten Abgabe von Arzneimitteln nicht zulässig*" seien. Mit der Einführung des E-Rezepts soll nun auch das Wiederholungsrezept – dann ausschließlich als E-Rezept, nicht mehr hingegen als Muster-16-Papierrezept – endgültig eingeführt werden. Darauf zumindest haben sich der GKV-Spitzenverband, der Deutsche Apothekerverband e. V. (DAV) und die Kassenärztliche Bundesvereinigung (KBV) geeinigt.

Auch wenn viele weitere Punkte, insbesondere was Details der Umsetzung betrifft, noch offen sind, so ist davon auszugehen, dass Verordnungstypen, für die es E-Rezepte gibt (▸ Kap. 1.4), für Chroniker auch als Mehrfachverordnung ausgestellt und abgerechnet werden können.

2.8 Wie wird sich das E-Rezept auf Retaxationen auswirken?

Mit dem E-Rezept werden viele Prozesse rund um das Einlösen ärztlicher Verordnungen in der Apotheke verbessert. Insbesondere Fehler beim Erfassen des Rezepts können hierbei ausgeschlossen werden, da der Verordnungsdatensatz eineindeutig ist und direkt aus der TI von der Apotheke abgerufen wird – so, wie er vom Arzt eingestellt wurde. Nur formell korrekte und digital vom Arzt signierte, also unterschriebene E-Rezepte können überhaupt erst erstellt werden. Eine Vielzahl von Retaxationsgründen entfällt also tatsächlich.

Die sich daran anschließenden Abläufe bis hin zur Abrechnung ändern sich jedoch nicht grundsätzlich. Somit sind Retaxationen auch beim E-Rezept möglich. Mögliche Fehlerquellen gibt es beim E-Rezept beispielsweise bei den Rabattverträgen oder bei der Auswahl der preisgünstigeren Alternativen.

Praxistipp

Es ist grundsätzlich empfehlenswert, den Ablauf beim E-Rezept ähnlich dem Ablauf beim Muster-16-Papierrezept zu organisieren. Alle bearbeiteten Rezepte, die bereits abgegeben wurden, jedoch noch nicht abgerechnet sind, sollten regelmäßig vollständig kontrolliert werden. Bewährt hat sich dabei die tägliche Kontrolle der Rezepte vom Vortag. Diese Kontrolle sollte in Ruhe – also eher im Backoffice – erfolgen. Auch auf das Vier-Augen-Prinzip sei an dieser Stelle hingewiesen, da es für noch mehr Sicherheit sorgt.

Für die Kontrolle können die Hilfsmittel des Abrechnungszentrums eingesetzt werden, z. B. die bereits erwähnte FiveRx-Schnittstelle zur Vorab-Übermittlung der Abrechnungsdatensätze. Mögliche Korrekturen können dann an den Dispensierdaten im Abrechnungsdatensatz vor Einreichung des E-Rezepts in die Abrechnung noch vorgenommen werden.

Technisch wäre auch eine nachträgliche Änderung der abgegebenen Pharmazentralnummer möglich. Es sollte dann nur auf etwaige Nachfrage plausibel begründet werden können, was diese Änderung notwendig gemacht hat.

Die fertig kontrollierten Rezepte können dann mittels des Buttons „Abrechnung" an das Apothekenrechenzentrum übermittelt werden (▸ Kap. 2.6). Dies entspricht dem Verpacken der Muster-16-Papierrezepte in die Abholtaschen. Im Unterschied zum Ablauf bei den Papierrezepten kann dies beim E-Rezept sogar täglich, unmittelbar nach der erfolgten Kontrolle, erfolgen. Wie zuvor auch müssen spätestens zum Monatsende alle E-Rezepte des abgelaufenen Monats vollständig eingereicht werden.

In der Übergangszeit (▸ Kap. 1.4) betrifft dies sowohl die Muster-16-Papierrezepte als auch die E-Rezepte. Die Muster-16-Papierrezepte werden also weiterhin abgeholt, die E-Rezepte hingegen digital übermittelt. Mit zunehmender Durchdringung des E-Rezepts werden immer weniger Papierrezepte abgeholt werden und immer mehr Datensätze digital an die ARZ übermittelt werden.

Dort erfolgt der Abrechnungslauf mit den Krankenkassen unverändert monatsweise, gemeinsam mit den parallel existierenden Papierrezepten, solange es diese noch gibt. Die Abrechnung erfolgt dann ebenfalls wie gewohnt monatlich.

3 Für den Betrieb notwendige Komponenten

Dass für die Bearbeitung von ärztlichen Verschreibungen in der Apotheke besondere Komponenten benötigt werden, ist nichts Neues. Schon immer waren spezielle Nachschlagewerke wie die Rote Liste® oder die sogenannte Lauer-Taxe auf Mikrofilm vorhanden, damit sich Apotheken im Dickicht der Interpretationsmöglichkeiten von Rezepten, die Ärzte handschriftlich ausgestellt haben, nicht verliefen. Dann wurde es ein wenig digitaler, die Apothekensoftware half erst beim Herraussuchen der Arzneimittel, da sie über einen Artikelstamm mit allen in Deutschland erhältlichen Arzneimitteln verfügte, später unterstützte sie auch bei der korrekten Substitution von Rabattarzneimitteln und Reimporten, schließlich lernte sie sogar, Text mithilfe der OCR-Technologie zu erkennen. Und natürlich wurden auch nur korrekt von einem Kassendrucker bedruckte Rezepte ordnungsgemäß erstattet. Es ist also weder überraschend noch besonders neuartig, dass auch für die Arbeit mit E-Rezepten bestimmte Komponenten benötigt werden.

3.1 Internetanschluss

E-Rezepte werden auf einem Server in der TI gespeichert. Um darauf zugreifen zu können, ist ein Internetanschluss natürlich unerlässlich. Es werden keine besonderen Herausforderungen an die Bandbreite gestellt, da die Datenmengen klein sind. Wichtig ist, eine möglichst hohe Ausfallsicherheit zu gewährleisten. Denn sicher ist: Ohne Internet ist definitiv keine Bearbeitung von E-Rezepten möglich.

Daher sollte man sich frühzeitig Gedanken machen, wie ein Ausfallschutz im Notfall bei Ausfall der festen Internetleitung aussehen kann. Immer wieder hört man von Vorfällen, bei denen z. B. im Rahmen von Bauarbeiten an der Straße ein Bagger das Glasfaserkabel zerstört, das die Apotheke mit dem Internet verbindet.

Tipps dafür, wie man bei Internetausfällen und sonstigen Störungen der TI die Versorgung der Patienten sicherstellen kann, finden sich in ▸ Kap. 3.5.

3.2 Telematikinfrastruktur

Wissenswertes

Der Begriff **Telematik** ist eine Kombination der Wörter **Telekommunikation** und **Informatik**. Unter Telematik versteht man die Vernetzung verschiedener IT-Systeme sowie die Möglichkeit, Informationen aus unterschiedlichen Quellen miteinander zu verknüpfen. Umgesetzt wird die TI in Deutschland von der gematik.

Über die Telematikinfrastruktur (TI) vernetzen sich alle Akteure des Gesundheitswesens. Sie gewährleistet einen sicheren sektoren- und systemübergreifenden Austausch von Informationen. Nur registrierte Nutzer, also natürliche Personen oder Institutionen mit einem elektronischen Heilberufs- oder Praxisausweis, erhalten Zugang zu ihr. Sie ist ein geschlossenes Netz, das vom restlichen Internet getrennt ist und ausschließlich dem Datenaustausch zwischen Akteuren des Gesundheitswesens dient.

Die TI verwendet starke Informationssicherheitsmechanismen, damit alle Datenschutzanforderungen berücksichtigt werden. Dies dient insbesondere dem Schutz der besonders sensiblen medizinischen Daten

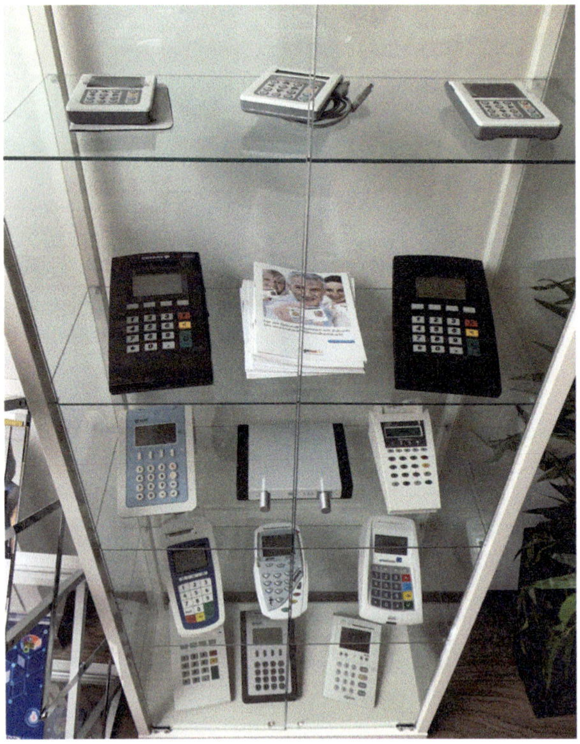

Abb. 3.1 Eine Sammlung von Konnektoren und Kartenterminals bei der Bayerischen TelemedAllianz

von Patienten. Als Grundprinzip gilt dabei, dass nur einander bekannte Kommunikationspartner sicher und verschlüsselt miteinander sensible Daten austauschen können. Bekannt sind Partner einander dann, wenn sie sich mit ihren elektronischen Heilberufs- oder Praxisausweisen authentifiziert haben.

Das Bundesamt für Sicherheit in der Informationstechnik (BSI) überprüft regelmäßig die in der TI verwendeten kryptografischen Verfahren und passt diese an die neuesten Fortschritte an. So soll sichergestellt werden, dass innerhalb der TI sicher kommuniziert werden kann und sensible Informationen bestmöglich geschützt sind.

Leistungserbringern und Versicherten bietet die TI verschiedene Anwendungen an. Zu unterscheiden sind dabei verpflichtende und freiwillige Angebote. Pflichtanwendungen sind für alle Mitglieder der gesetzlichen und privaten Krankenkassen verbindlich. Dazu gehört u. a. der Online-Abgleich der Versichertenstammdaten auf der eGK. Zu den freiwilligen Anwendungen zählen u. a. der elektronische Medikationsplan (eMP), das Notfalldatenmanagement (NFDM), die qualifizierte elektronische Signatur (QES) und die elektronische Patientenakte (ePA).

■ **MERKE** Ob und welche freiwilligen Anwendungen Versicherte nutzen wollen, liegt allein in ihrer Entscheidung. Nur mit ihrer Zustimmung können beispielsweise Notfalldaten auf der eGK hinterlegt oder eine versichertenbezogene Arzneimitteldokumentation angelegt werden. Somit wird gewährleistet, dass die Hoheit über seine Daten stets ausschließlich beim Patienten liegt.

Um mit der Apotheke auf die TI zugreifen zu können, bedarf es mehrerer Komponenten. Von diesen müssen der Konnektor (▸ Kap. 3.2.1) und das Kartenterminal (▸ Kap. 3.2.2) von der gematik zugelassen und vom BSI zertifiziert sein (○ Abb. 3.1).

Praxistipp

Auf dem Fachportal der gematik kann man nachschlagen, welche Geräte eine Zulassung der gematik erhalten.

3.2.1 Konnektor

Der Zugang zur TI erfolgt über einen Konnektor. Er stellt ein virtuelles privates Netzwerk (Virtual Private Network, VPN) zur TI her, das eine Kommunikation unter Einsatz moderner Verschlüsselungstechnologien völlig abgeschirmt vom Internet ermöglicht. Der Konnektor ähnelt optisch einem DSL-Router, arbeitet jedoch auf einem deutlich höheren Sicherheitsniveau. Was im deutschen Gesundheitswesen einfach nur als „Konnektor" bezeichnet wird, ist auf technischer Ebene ein VPN-Router mit integriertem VSDM-Konnektor. Dieser ist mit den stationären Kartenterminals der Apotheke sowie mit dem Warenwirtschaftssystem der Computer in der Apotheke verbunden. Um eine Verbindung zum Konnektor zu ermöglichen, mussten die Warenwirtschaftssysteme entsprechend erweitert werden.

Da der Konnektor auch das notwendige Modul für das VSDM enthält, mussten aufseiten der Ärzte die Praxisverwaltungssysteme (PVS) noch weiter angepasst werden, um die Versichertendaten der eGK importieren zu können.

Für die Leistungserbringer stellt der Konnektor wiederum die Verbindung zur TI her. Daneben erfüllt er weitere Sicherheitsaufgaben, wie das Verschlüsseln und Signieren von medizinischen Dokumenten. Da er dabei stets auch personenbezogene Daten (▸ Kap. 6.3) überträgt, gelten besondere Sicherheitsanforderungen. So sollte beispielsweise der Standort des Konnektors ebenfalls zutrittsgeschützt sein.

Für den Zugang zur TI benötigen Leistungserbringer einen speziellen VPN-Zugangsdienst. Das kann man sich wie einen zusätzlichen Internetprovider vorstellen, der ausschließlich für den Zugang zur TI zuständig ist. Hergestellt wird dieser über den Konnektor, und er kann sowohl parallel zur bestehenden Netzwerkinfrastruktur als auch seriell als einziger Router eingerichtet werden.

3.2.2 Kartenterminal

Im E-Health-Kartenterminal, kurz „Kartenterminal", werden dreierlei Chipkarten eingelesen:

- die Institutions- oder SMC-B-Karte (▸ Kap. 3.2.4); sie bestätigt gegenüber der TI, dass der Zugriff über eine berechtigte Einrichtung (Apotheke, Arztpraxis, Krankenhaus etc.) erfolgt,
- der elektronische Heilberufsausweis (▸ Kap. 3.2.3), eine Chipkarte, die den jeweiligen Leistungserbringer persönlich identifiziert,
- die eGK, mit der sich der jeweilige Patient ausweist.

Stationäre Kartenterminals benötigen außerdem zusätzlich eine weitere Chipkarte, die gSMC-KT (gerätespezifische Security Module Card für stationäre E-Health-Kartenterminals). Damit können sie sich als Teil der TI gegenüber dem Konnektor identifizieren.

3.2.3 Heilberufsausweis

Der Heilberufsausweis (HBA) ist der Ausweis der Apothekerinnen und Apotheker. Er ist ein elektronischer Heilberufsausweis nach § 291a Abs. 5 SGB V und zur Erstellung einer qualifizierten elektronischen Signatur fähig.

Als personenbezogener Ausweis weist er seinen Inhaber als Apothekerin oder Apotheker aus. In diesem Kontext darf ausschließlich mit dem HBA auf die Daten der eGK zugegriffen werden. Hierfür ist der HBA mit Zertifikaten zur Identifikation und Signaturzertifikaten für die qualifizierte elektronische Signatur ausgestattet. Gleiches gilt für die anderen Berufsgruppen in der Apotheke (Pharmazieingenieur/in, Apothekerassistent/in und Apothekenassistent/in).

Der HBA bietet dem Inhaber u. a. folgende Funktionalitäten:

- rechtsgültige Signatur elektronischer Dokumente,
- Ver- bzw. Entschlüsselung elektronischer Dokumente,
- Authentifizierung gegenüber IT-Systemen oder IT-Komponenten (Apothekenverwaltungssysteme, Systeme der apothekerlichen Standesorganisationen), der TI und der eGK.

Praxistipp

Was ist die qualifizierte elektronische Signatur, was die Komfortsignatur, und wie kann man sie aktivieren?

Der Inhaber eines HBA kann damit eine elektronische Unterschrift (qualifizierte elektronische Signatur, kurz QES) erstellen. Diese elektronische Signatur ist der eigenhändigen Unterschrift rechtlich gleichgestellt. Mit ihr können Dokumente rechtssicher und medienbruchfrei elektronisch unterschrieben werden. Die elektronische Signatur wird mittels der Eingabe einer selbst vergebenen PIN ausgelöst. Mittels der sogenannten Stapelsignatur können mit einer PIN-Eingabe auch mehrere Signaturen ausgelöst werden. Bei der sogenannten Komfortsignatur muss nur einmal die PIN-Eingabe erfolgen. Anschließend können – je nach Konfiguration – bis zu 250 E-Rezepte innerhalb von 24 Stunden im AVS signiert werden, ohne dass die PIN erneut eingegeben werden muss.

Zum Erhalt eines HBA muss von der Apothekerin bzw. dem Apotheker ein aktueller Nachweis der Berufsgruppenzugehörigkeit (Approbation) der ausgebenden Landesapothekerkammer vorliegen. Damit wird ausgeschlossen, dass Unbefugte eine solche Karte erhalten.

3.2.4 Institutionskarte (SMC-B)

Damit auch Mitarbeiterinnen und Mitarbeiter von Apotheken dort, wo es notwendig ist, auf die Daten der Versicherten im Rahmen der medizinischen Versorgung zugreifen können, ist eine Institutionskarte notwendig, die sogenannte Security Module Card Typ B (SMC-B).

Die SMC-B dient, genau wie der HBA, als Zugangsschlüssel zu den Patientendaten. Mit ihrer Hilfe können die Mitarbeiterinnen und Mitarbeiter in den Apotheken, unter Legitimierung des Apothekers, auf Gesundheitsdaten des Patienten zugreifen. Lediglich bei Anwendungen, die eine rechtssichere Unterschrift benötigen, besteht eine Einschränkung. (Die Rechte der SMC-B einer Apotheke entsprechen somit praktisch denen eines HBA des Apothekers.) Der Zugriff auf die Patientendaten ist allerdings nur möglich, wenn zuvor eine entsprechende Legitimation durch den Apotheker (oder den HBA-Träger) erfolgte.

Bevor eine Apotheke eine SMC-B erhält, muss diese durch diejenige Behörde bestätigt werden, die die Betriebserlaubnis erteilt.

Des Weiteren wird die SMC-B für die Identifikation der Apotheke in der TI und die Prozessunterstützung in der Apotheke für Teilprozesse, in denen der HBA zum Einsatz kommt, benötigt.

Der SMC-B wird bei jedem neuen Einschalten des Kartenterminals, beim Neustart des Konnektors oder – in Arztpraxen – z. T. auch beim Start des PVS mittels Eingabe einer persönlichen Identifikationsnummer (PIN) freigeschaltet und verbleibt im Kartenterminal.

3.3 Scanner

Die wichtigste Voraussetzung zum Bearbeiten der E-Rezepte ist die Möglichkeit, den Token auslesen zu können. Es handelt sich hierbei um einen sogenannten DataMatrix-Code. Das ist ein zweidimensionaler Barcode, der die gleiche Verschlüsselungstechnik verwendet wie securPharm. Folglich können diejenigen Scanner, die heute bereits in der Lage sind, die 2D-Codes von securPharm auszulesen, auch für das Scannen des E-Rezept-Tokens eingesetzt werden.

Praxistipp

Rein vom Handling und der Anordnung an Ihrem Handverkauf (HV) sollten Sie auf jeden Fall prüfen, ob ein Scannen des Tokens über den HV-Tisch direkt vom Smartphone des Patienten erfolgen kann, ohne dass der Patient sein Smartphone aus der Hand geben muss. Andernfalls sollten Sie in Betracht ziehen, einen separaten Scanner auf der Kundenseite Ihres HV-Tischs anzubringen.

3.4 Schnittstellen bzw. Übergabepunkte

Die bis hierhin geltenden Grundvoraussetzungen müssen erfüllt sein, wenn die Apotheke in der Lage sein will, E-Rezepte anzunehmen. So muss sie an die TI über einen Konnektor und eine SMC-B-Karte angeschlossen sein. Jeder Apotheker benötigt (s)einen Heilberufsausweis. Dieser kann bei der zuständigen Apothekerkammer beantragt werden.

Das Warenwirtschaftssystem der Apotheke benötigt ein Update, mit dem die neuen Funktionen des E-Rezepts unterstützt werden. Dieses wird von den meisten Anbietern automatisch eingespielt. Sollte dies nicht der Fall sein oder der Apotheke hierüber keine Information vorliegen, ist dringend zu empfehlen, sich rechtzeitig an das Softwarehaus zu wenden.

Auch der Konnektor braucht in aller Regel ein Update, damit die Komfortsignatur für den HBA aktiviert werden kann. Hierfür wenden sich Apotheken ebenfalls an ihren Warenwirtschaftsanbieter oder ihren IT-Dienstleister, sofern die TI nicht vom Warenwirtschaftsanbieter installiert wurde.

Wie erwähnt, ist auch eine ausreichende Zahl von Scannern an den Kassenplätzen erforderlich. Da der Kunde einen Ausdruck des Tokens seines E-Rezepts mitbringt oder ihn über die E-Rezept-App auf seinem Smartphone zeigt, sollten hier keine zusätzlichen Barrieren den Betriebsablauf stören. Idealerweise sind die Scanner in der Nähe der Kassen für den Kunden gut erreichbar.

Für die Rezeptabrechnung sind die E-Rezept-Ausdrucke irrelevant, sie werden dafür nicht benötigt. Daher können sie entsorgt werden – aber bitte unter Berücksichtigung des Datenschutzes: entweder, indem man die Ausdrucke den Patienten wieder mitgibt, oder indem man sie datenschutzgerecht entsorgt, beispielsweise durch Schreddern.

Es erscheint empfehlenswert, die Ausdrucke grundsätzlich sofort an die Patienten zurückzugeben. Das löst nicht nur das Datenschutzproblem, sondern ist aus zwei weiteren Gründen sinnvoll. Zum einen mag es sein, dass der Patient noch gar nicht alle Rezepte eingelöst hat und den Ausdruck deshalb noch einmal benötigen wird. Und zum anderen finden sich auf dem Ausdruck auch die Einnahmehinweise des Arztes zur Dosierung, die der Patient dadurch weiter vorliegen hat.

Eine der wichtigsten Schnittstellen haben Apotheken beim E-Rezept mit Kunden, die die E-Rezept-App der gematik nutzen. Diese können schon vorab die Verfügbarkeit des verordneten Medikaments in der Apotheke erfragen. Apotheken können Bestellungen auf diesem Weg sogar digital annehmen und ihren Kunden zusätzlichen Service anbieten. Vorausgesetzt natürlich, sie antworten freundlich, schnell und verbindlich. Wird hingegen dieser Übergabepunkt vernachlässigt, so ist zu befürchten, dass der Patient seine Anfrage beim nächsten Mal woanders hinschickt.

Ganz einfach wird das Handling durch die Schnittstelle in der Warenwirtschaft. Dort wird nach dem Einscannen des Tokens das E-Rezept direkt angezeigt. Das manuelle Entziffern und Eingeben von Rezeptinformationen entfällt.

Wichtig ist auch der bereits erwähnte Kommunikationsdienst KIM. Falls nämlich Angaben im E-Rezept fehlerhaft oder unklar sein sollten, lässt sich darüber digital mit dem Arzt von Leistungserbringer zu Leistungserbringer Kontakt aufnehmen. Meist werden dadurch auf beiden Seiten die Betriebsabläufe weniger unterbrochen als bei einem Telefonat, welches natürlich auch in Zeiten des E-Rezepts nach wie vor möglich sein wird. Bei Bedarf stellt der Arzt dann ein neues Rezept aus und schickt den E-Rezept-Code direkt an die Apotheke.

3.5 Ausfallszenarien

Die KBV schreibt auf ihrer Homepage, dass in Fällen, in denen eine Verbindung zur TI nicht möglich ist, die gesetzlichen und bundesmantelvertraglichen Regelungen vorsehen, dass das Papierrezept (Muster 16) zum Einsatz kommt. U. a. werden folgende Fälle genannt:

- die technischen Voraussetzungen für ein E-Rezept sind nicht mehr vorhanden, weil Soft- oder Hardware nicht verfügbar oder defekt sind, weil die TI oder das Internet nicht erreichbar sind oder der HBA defekt oder nicht lieferbar ist,
- wenn die Übermittlung eines Verordnungstyps über die TI noch nicht vorgesehen ist; schließlich sind bisher nur apothekenpflichtige Arzneimittel vorgesehen, jedoch noch keine Hilfsmittel, Verbandmittel und Teststreifen bzw. sonstige nach § 31 SGB V in die Arzneimittelversorgung einbezogene Produkte,
- bei Haus- und Heimbesuchen.

Ärzte werden also im Ersatzverfahren stets auf das Muster-16-Papierrezept zurückgreifen können. Was aber kann die Apotheke in den von der KBV genannten Fällen tun, wenn der Patient in der Apotheke steht und davon auszugehen ist, dass das E-Rezept vom Arzt bereits auf dem E-Rezept-Speicher hinterlegt wurde?

Praxistipp

Erarbeiten Sie schon heute mit Ihrem Team Notfallszenarien. Ziel dabei muss stets sein, im schlimmsten Fall die Patientenversorgung aufrechterhalten zu können.

Eine häufig diskutierte Option dabei ist ein sofortiger Wechsel auf das Mobilfunknetz über ein im Team vorhandenes Smartphone. Besprechen Sie ein solches Notfallszenario unbedingt auch mit Ihren Technikanbietern!

Sollten alle Stricke reißen, müssen auch diejenigen Ärzte Bescheid wissen, von denen Sie Ihre meisten Verordnungen beziehen. Sofern diese ihren Sitz im lokalen Umfeld der Apotheke haben, dürften sie im Zweifel ebenfalls von einem Internetausfall betroffen sein. In jedem Fall wird es die Möglichkeit geben, beispielsweise bei Notfällen ein Muster-16-Papierrezept auszustellen, um so die Akutversorgung zu gewährleisten.

Wird ein Medikament nicht sofort benötigt, kann die Lieferung per Botendienst angeboten werden, sobald die Technik wieder funktioniert.

Dies proaktiv anzubieten ist auch dann eine gute Idee, falls die komplette Belieferung in dem Moment unmöglich ist, in dem der Patient in der Apotheke steht. Dies kann beispielsweise dann notwendig sein, wenn der Kommissionierautomat aufgrund eines Stromausfalls nicht auslagern kann.

3.5.1 Ausfall des Internets

Sollte das Internet, beispielsweise wegen einer Störung beim Provider nicht mehr erreichbar sein, kann in der Regel unter Verwendung von Mobilfunkstandards eine Verbindung ins Internet hergestellt werden. Die meisten Smartphones bieten inzwischen die Möglichkeit, einen mobilen WLAN-Hotspot bereitzustellen. Dieser verbindet sich per Mobilfunk mit dem Internet und stellt anderen Geräten den Internetzugang mobil per WLAN zur Verfügung. Anschließend können weitere Smartphones, Notebooks, Tablets und andere WLAN-fähige Geräte mit diesem mobilen WLAN-Hotspot verbunden werden.

Die meisten Komponenten in der Apotheke unterstützen allerdings kein WLAN. Weder der Server der Apothekenwarenwirtschaft noch die TI-Komponenten Konnektor und Kartenterminal lassen sich über den mobilen WLAN-Hotspot eines Smartphones mit dem Internet verbinden. Für den Apotheken-Server wäre in der Theorie eine solche Verbindung zwar denkbar, sie böte aber auf keinen Fall einen hinreichenden Schutz für die sensiblen Daten, die damit übertragen werden. Hier bedarf es also einer darüber hinausgehenden, sicheren Leitungs- und Router-Redundanz.

Im Fall eines Internetausfalls sind nicht nur E-Rezepte betroffen, sondern auch weitere digitale Services wie z. B. bargeldloses Bezahlen (EC-Cash) und die Anbindung an (Vorbestell-)Plattformen. Insgesamt hängt der reibungslose Betriebsablauf einer jeden Apotheke immer stärker von einem funktionierenden Internetanschluss ab. Konkrete Lösungen für dieses allgemeine Problem bieten die Warenwirtschaftshersteller an. So könnte eine Möglichkeit darin bestehen, sich neben dem „normalen" DSL-Router einen zweiten Router installieren zu lassen, der über eine schnelle mobile Datenverbindung wie LTE eine Verbindung zum Internet herstellt und automatisch übernimmt, falls der DSL-Router ausfällt. Dadurch sollten Ausfallzeiten von weniger als einer Minute im Fall der Fälle realisierbar sein.

Praxistipp

In Regionen mit häufigen Internetausfällen sollte unbedingt mit dem TI-Anbieter der Apotheke über Ausfallszenarien gesprochen werden. Für den Fall, dass es keinen vollautomatischen Weg wie in ▸ Kap. 3.5.1 beschrieben gibt, sollten sämtliche Schritte zur Aktivierung einer Ersatzlösung oder eines redundanten Routers schriftlich und ganz analog auf Papier dokumentiert und an zentraler Stelle in der Apotheke, z. B. im Tresor, hinterlegt werden. Selbst wenn Ihre Dienstleister vor Ort oder Ihr Warenwirtschaftsanbieter für die Erstellung einer solchen Anleitung Geld verlangen sollten, betrachten Sie es unbedingt als lohnende Investition. Die Alternative wäre, im Fall der Fälle keine E-Rezepte beliefern zu können.

3

Der mobile Internetzugang durch einen zweiten Router funktioniert überall, wo ein Mobilfunknetz (UMTS/LTE/5G) verfügbar ist, und ist ideal als schneller Internetersatz bei einer DSL-Störung.

3.5.2 Patienten ohne Smartphone

Abgesehen davon, dass es keine verlässlichen Zahlen darüber gibt, ab wann die Nutzung eines Smartphones altersbedingt nicht mehr möglich ist, wissen wir, dass es im Jahr 2021 in Deutschland etwas über 83 Mio. Einwohner gab. Diese hatten knapp 113 Mio. Mobilfunkverträge (das sind 135 % der Bevölkerung). Das Internet hatte jedoch nur etwa 79 Mio. Nutzer (entspricht 94 %). Wenn man nun gedanklich noch die Säuglinge und Kleinkinder ohne eigenen Mobilfunk-Vertrag in die Rechnung mit aufnimmt und auch die Berufstätigen mit Zweithandy in Betracht zieht, wird schnell klar, dass es selbst unter den vermuteten „Senioren“ nicht mehr viele geben kann, die kein Smartphone haben.

Realistisch betrachtet wird auch der Zeitraum bis zur endgültigen Einführung des E-Rezepts (▸ Kap. 1.4) hier eine enorme Rolle spielen. Es wird im Jahr 2022 losgehen, vermutlich eher schleichend als schnell, und dann progressiv immer mehr echte E-Rezepte geben. Selbst dann befinden wir uns noch in einer Art Hybrid-Phase, in der das E-Rezept auf Papier und das digitale nebeneinander existieren werden. Bis dahin altern aber auch diejenigen Menschen, die kein Handy mehr bedienen können – oder sie sterben.

Die Flächendeckung des E-Rezepts ist laut Zeitplan ohnehin nicht vor 2026 für alle Arten von ärztlichen Verschreibungen geplant. Wird es dann überhaupt noch Menschen geben, die kein Smartphone haben? Falls dies wider Erwarten der Fall sein sollte, so wird es immer noch die Möglichkeit geben, den Token auf Papier zu drucken. Ob das dann noch kostenlos sein oder mit Gebühren versehen wird, wie das zum Beispiel bei Papierbelegen in der Bank schon lange der Fall ist, bleibt abzuwarten.

Häufig wird überschätzt, was wir in zwei Jahren bewältigen können. Denn zwei Jahre nach Verfassen dieser Arbeitshilfe, also im August 2023, werden wir sicher noch nicht zu 100 % E-Rezepte in Deutschland haben. Gleichzeitig unterschätzen wir gerne, wie viel sich innerhalb von zehn Jahren ändert: In zehn Jahren werden sowohl der demografische als auch der digitale Wandel bewirkt haben, dass es praktisch keine alten Patienten ohne Smartphone mehr gibt. Es wird dann nur noch das E-Rezept geben – und es wird, wie Onlinebanking oder Tickets auf dem Smartphone, vollkommen normal sein.

3.5.3 Welche sonstigen Vorkehrungen können getroffen werden, um vorbereitet zu sein?

Speichern Sie sich die Handynummern Ihrer Hauptverordner in Ihrem eigenen Smartphone ab, falls Sie diese nicht ohnehin bereits seit Jahren dort haben. Wenn gar nichts mehr geht, können Ärzte das Ersatzverfahren analog zum Haus- und Heimbesuch auch dann anwenden, wenn aufgrund von technischen Störungen oder defekten Chipkarten keine E-Rezepte übermittelt werden können. Für solche Fälle sollte ein direkter Draht, eine Art „rotes Telefon“, dafür sorgen, dass Arzt und Apotheker ohne große Rückfragen wissen, dass auf analoge Kommunikation umgestellt werden soll.

Nur sollte man dann auch Bescheid geben, wenn es digital weitergeht. Nichts, was auf Muster-16-Papierrezepten im Ersatzverfahren zwischen Arzt und Apotheker geschieht, wird seinen Weg in die ePA finden. Und die ist die Basis für die Versorgung der Zukunft. Man denke nur an Arzneimitteltherapiesicherheit (AMTS) und Wechselwirkungsprüfungen, bei denen Arzneimittel fehlen, weil sie auf Papier verordnet, dispensiert und abgerechnet wurden.

4 Die E-Rezept-App der gematik

Seit Juli 2021 ist die E-Rezept-App der gematik in den Stores von Apple und Google verfügbar. Trotz vielfacher Aufklärung weiß der Großteil der Bevölkerung dennoch so gut wie gar nichts über das E-Rezept und die verpflichtende Einführung zum Jahresbeginn 2022. In anderen Bereichen des Alltags, z. B. beim Onlinebanking oder beim Buchen von Bahn- oder Flugtickets, ist der Transfer von Papier auf digital schon längst erfolgt. Die Bevölkerung nimmt dies als selbstverständlich und gegeben, ja praktisch hin, es ist zum Alltag geworden. Es wird davon ausgegangen, dass im Bereich der Gesundheit alles genauso reibungslos funktionieren wird. Das E-Rezept ist für sie einfach nur eine digitale Umstellung wie viele andere auch. Zudem sind die dahinterstehende Technik und auch die Beweggründe, die zur Digitalisierung dieses Prozesses geführt haben, so abstrakt, dass einfach das Verständnis dafür fehlt. Aber wer wird denn wohl gefragt werden, wenn das erste E-Rezept auf dem Handy eines Patienten landet? Apotheken sollten sich also darauf einstellen, dass ihnen Patienten ähnlich wie bei den digitalen Impfzertifikaten auch beim E-Rezept erst einmal Löcher in den Bauch fragen werden.

4.1 Wo findet man die App?

Um Rezepte elektronisch empfangen und einlösen zu können, benötigen gesetzlich Versicherte die E-Rezept-App der gematik. Unter dem Namen „Das E-Rezept" kann sie kostenfrei heruntergeladen werden.

Praxistipp

Apple App Store | Google Play Store | Huawei AppGallery

Laden auch Sie sich die E-Rezept-App der gematik jetzt auf Ihr Smartphone herunter, falls Sie das noch nicht getan haben, und machen Sie sich mit ihr vertraut. Eher früher als später werden Ihre Kunden mit Fragen rund um die App zu Ihnen kommen.

4.2 Die wichtigsten Funktionen im Überblick

Grundsätzlich unterscheidet die E-Rezept-App zwischen zwei Benutzergruppen und lässt diese auch unterschiedlich tief in ihre Anwendungen vordringen:

- authentifizierte Benutzer,
- Sonstige.

Nur bei der Nutzung durch einen authentifizierten Nutzer stehen die „besonderen Funktionen" zur Verfügung. Zu Beginn wird das insbesondere der volle Zugriff auf die Historie der eigenen E-Rezepte samt Dispensierungshistorie sein.

Wegen des komplizierten Authentifizierungsprozesses für Patienten (▸ Kap. 6.1) wird es zu Beginn überwiegend „sonstige" Benutzer geben. Hier besteht der wesentliche Anwendungsfall im reinen „Scan des Tokens", der dann wiederum als Bilddatei an eine Apotheke übertragen werden kann. Für diesen Fall ist die E-Rezept-App der gematik nur eine unter vielen. Aus Patientensicht bietet sie kaum Mehrwert. Wer bereits mit seiner Apotheke digital kommuniziert, wird ohne Mehrwert den Kommunikationskanal nicht wechseln.

Der Token kann über die E-Rezept-App der gematik nicht ausgelesen oder gar entschlüsselt werden, er ist

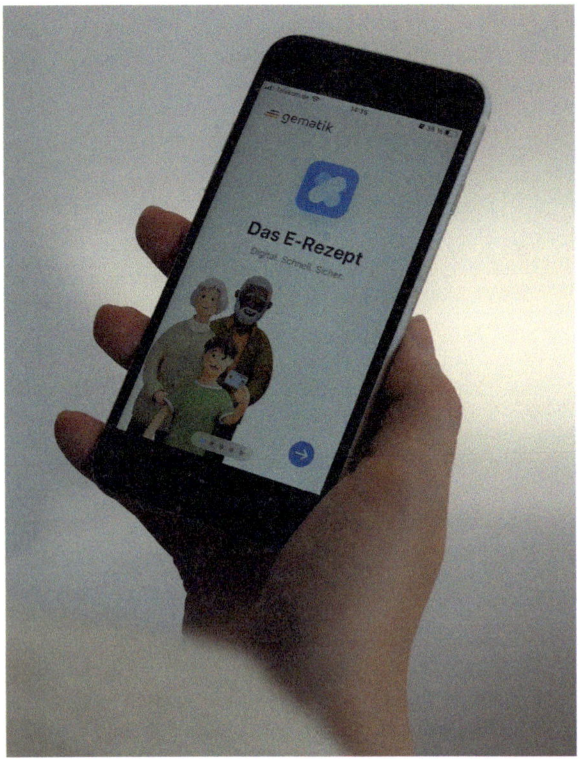

Abb. 4.1 Die E-Rezept-App der gematik

lediglich als Bilddatei in der App speicherbar. Zudem kann der Token alleine auch nicht an eine Apotheke übertragen werden, sofern man nicht als Benutzer in der App authentifiziert ist. Es ist nur möglich, den Token in der Apotheke vorzulegen – oder ihn als Dateianhang über eine Messenger-Anwendung an die Apotheke zu schicken.

Der einzige Anwendungsfall aktuell ist: Der Token wird vom gedruckten E-Rezept gescannt (was zumindest theoretisch alternativ auch direkt aus dem PVS möglich wäre) und anschließend in einer Apotheke vor Ort gezeigt. Selbst das Übermitteln an den Versandhandel ist in der aktuellen Version (Stand November 2021) noch nicht im „nicht authentifizierten" Verfahren möglich.

Praxistipp

Sobald der Nutzer authentifiziert ist, kann er sein E-Rezept zur verbindlichen Bestellung an eine Apotheke schicken. Drittanbieter-Apps, die allenfalls das Image des Tokens übertragen können, sind eher ein Ersatz für den Papierausdruck. Kombinieren sie das jedoch geschickt mit Mehrwertdiensten, z. B. OTC-Bestellungen oder telepharmazeutischen Angeboten, so haben sie eine Chance, neben der E-Rezept-App der gematik zu bestehen.

4.3 Authentifizierung in der App

Insgesamt kann die App ihre besondere Wirkung nur im Verfahren des angemeldeten (authentifizierten) Nutzerverfahrens entwickeln. Wie genau dies funktioniert und wie Apotheken ihre Kunden dabei unterstützen können, steht in ▸ Kap. 6.1.

4.4 Grenzen der E-Rezept-App der gematik

Die E-Rezept-App der gematik wird auf jedem ausgedruckten Rezept beworben. Es ist deshalb zu erwarten, dass die Patienten in der Apotheke die Frage stellen, ob man die App wirklich nutzen muss.

Die einfache Antwort lautet: Eine Verpflichtung zur Nutzung besteht für den Patienten nicht.

Dennoch ist davon auszugehen, dass sie als „Staats-App," ähnlich der Corona-Warn-App, im Laufe der Zeit signifikante Nutzerzahlen bekommen wird. Dass daneben Drittanbieter-Apps um die Patienten buhlen werden, ist auch klar. Inwieweit die E-Rezept-App der gematik eine Koexistenz dieser digitalen Angebote zulassen wird, wird nicht zuletzt von der Akzeptanz dieser Drittanbieter-Apps bei den Patienten abhängen.

Praxistipp

Sollte eine Anmeldung nicht möglich oder nicht gewünscht sein, kann mit der App ausschließlich der Token gescannt (nicht ausgelesen) und in der Apotheke vor Ort vorgezeigt werden. Auch die Vorabübermittlung ist in der Version November 2021 noch nicht möglich gewesen.

4.4.1 Weitere Funktionen

Weitere Funktionen der E-Rezept-App sind geplant:

- **Apotheke schnell finden:** Die Funktion ist angekündigt, steht aber in der aktuellen Version (November 2021) noch nicht zur Verfügung.
- **Apotheke als Favoriten einstellen:** Die Funktion ist angekündigt, steht aber in der aktuellen Version (November 2021) noch nicht zur Verfügung.

5 Prozessänderung durch das E-Rezept

Den Kontostand überprüfen? Ein Flug- oder Zugticket herzeigen? Das geht heute alles auf dem Smartphone. Natürlich mussten in den genannten Fällen stets Prozesse bei den Beteiligten angepasst werden. So werden Flugtickets heute nicht mehr abgerissen, sondern gescannt, und der Kontoauszug wird nicht mehr einmal im Monat – gegen Gebühr – per Post von der Bank verschickt, wenn man es mal wieder versäumt hat, sich einen Kontoauszug am Drucker selbst zu erstellen, sondern elektronisch zugestellt.

Nun sind die Apotheken dran. Statt einem „rosa Stück Papier", auf dem – mal mehr, mal weniger leserlich – eine ärztliche Verordnung stand, wird einem künftig der Patient sein Smartphone entgegenhalten, auf dem schwarze und weiße Quadrate einen Code ergeben, den man nicht mehr kraft seiner Augen entschlüsseln können wird.

Damit am Ende dennoch der Patient mit dem richtigen Arzneimittel die Apotheke verlässt und hoffentlich als zufriedener Stammkunde wiederkommt, sind bereits heute einige Anpassungen in den apothekeninternen Prozessen absehbar.

5.1 Vergleich zum Papierrezept

Grundsätzlich sind beim E-Rezept die Prozesse sehr ähnlich dem Muster-16-Papierrezept abgebildet worden. Immerhin haben sie sich über Jahrzehnte bewährt und sind das Fundament für eine hervorragende Versorgung mit Arzneimitteln und pharmazeutischer Kompetenz in Deutschland. Ändern wird sich hingegen die visuelle Erfassung des Verschriebenen durch den Apotheker, es sei denn, er ist in der Lage, einen DataMatrix-Code mit bloßen Augen zu entschlüsseln. Einige Prüfungen, wie die nach der Arzt-Unterschrift oder auf Formfehler, entfallen. Viele Prozessschritte, wie die Übergabe des E-Rezepts in die Abrechnung, erfolgen weitestgehend automatisch.

Nachstehend daher eine Übersicht mit den bisherigen Prozessen beim Muster-16-Papierrezept und der Entsprechung im elektronischen Rezept (◘ Tab. 5.1).

Eine weitere Besonderheit ist, dass ein Ausdruck bis zu drei E-Rezepte enthalten kann. Ein wichtiger Unterschied hierbei zum heutigen Ablauf ist, dass der Ausdruck drei unabhängige E-Rezepte für einen Patienten von einem Arzt auf einem Ausdruck zusammenfasst. Es sind nicht zusammenhängende Verordnungszeilen zu einem Rezept, sondern jeweils eigenständige E-Rezepte, die auch unabhängig voneinander in verschiedenen Apotheken eingelöst werden können.

Der Sammeltoken befindet sich nur auf dem Papierausdruck, damit nicht dreimal gescannt werden muss. Bei einer elektronischen Übermittlung kommen einfach drei einzelne Rezepte.

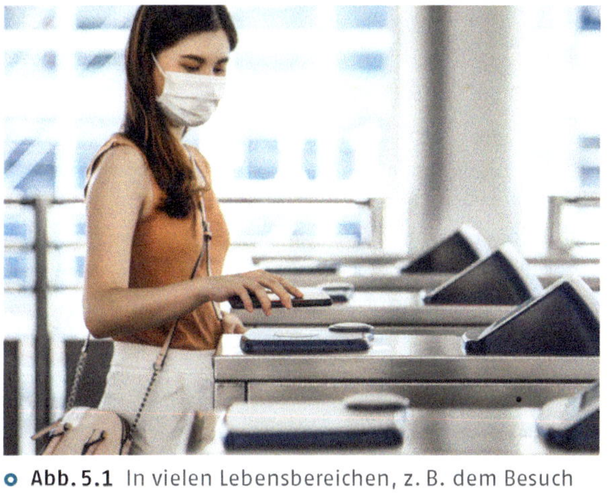

○ Abb. 5.1 In vielen Lebensbereichen, z. B. dem Besuch von Konzerten oder bei einer Flug- oder Bahnreise, sind elektronische Tickets schon der Alltag. Beim E-Rezept wird das auch bald schon so sein.

Tab. 5.1 Änderungen im Prozess im Vergleich zum Papierrezept

Prozess Papierrezept	Prozess E-Rezept ab 2022
Übergabe des Rezepts am HV	a) Direkte Zuweisung aus der gematik App, b) physische Überbringung des Tokens mittels gematik-App oder Ausdruck, c) Übermittlung eines Fotos des Tokens via Drittanbieter-App.
Prüfen des Rezepts auf „Original" (keine Fälschung), Arztunterschrift vorhanden, Rezept im Gültigkeitszeitraum	Abrufen des E-Rezepts via Token vom E-Rezept-Speicher: ACHTUNG! Nur wenn ein valides E-Rezept zurückgemeldet wird, handelt es sich um ein Original. Der Papierausdruck ist keine Urkunde und an ihm kann folglich nicht „original" geprüft werden.
Bedrucken des Rezepts mit Taxierungsdaten (PZN, Preis, Apotheken-IK usw.)	Abrechnungsdatensatz erstellen (macht die Warenwirtschaft automatisch nach Abschluss des Rezepts in der Kasse)
Rezept an den Patienten zurückgeben (z. B. weil die Ware nicht vorrätig ist und der Patient nicht warten will)	Zurückgeben des E-Rezepts durch einen Klick in der Apothekensoftware. Danach steht das E-Rezept dem Patienten wieder zur Verfügung, der frei entscheiden kann, welche Apotheke er auswählen möchte.
Rezept nach Abgabe kontrollieren, z. B. durch Scanner-Lösungen wie scanDialog	Kontrolle der Rezepte in der Apothekensoftware und Vorabprüfung durch FiveRx
Rezepte zur Abrechnung einreichen (einpacken in Versandtaschen) und abholen lassen	Klick in der Apothekensoftware: „Rezepte zur Abrechnung einreichen"
Handschriftliche Kommentierungen und Ergänzungen, z. B. pharmazeutische Bedenken	Extra Kommentarspalte, die in der Apothekensoftware befüllt werden kann und dann als Information mit an den Abrechnungsdatensatz angefügt wird. Das Ganze muss mit einer qualifizierten Signatur (QES) quittiert werden (über den HBA).
Heilen von Rezepten in Rücksprache mit dem Arzt	In Einzelfällen möglich über Kommentierungszeilen (genaue Vorgaben der Verbände beachten!) oder Löschen und erneutes Ausstellen des Rezepts durch den Arzt

5.2 Chancen, Risiken und Handlungsoptionen

Machen wir uns nichts vor. Das E-Rezept wird den Apothekenmarkt aufmischen. Wer E-Rezepte nicht annehmen kann, wird Kunden verlieren. Wer hingegen schon heute eine hohe digitale Sichtbarkeit seiner Apotheke aufweisen kann, erschließt sich über das E-Rezept eventuell sogar neue Kundengruppen. Wie bei jeder technologischen Änderung bietet letztlich auch das E-Rezept Chancen, Risiken – und sich daraus ableitende Handlungsoptionen.

5.2.1 Echter Botendienst

Eine große Chance für die Apotheke ist die Abbildung eines echten Botendiensts. Hiermit ist gemeint, dass die benötigten Arzneimittel direkt nach Hause geliefert werden, ohne dass der Patient zuvor in der Apotheke war.

Dies ist möglich, weil die rechtssichere und endgültige Übermittlung des Rezepts elektronisch erfolgen kann. Beim Muster-16-Papierrezept ist dies so nicht möglich, und gemäß Apothekenbetriebsordnung ist eine Dispensierung nur mit gültigem Original möglich.

Diese Stärke und Option sollte man aktiv bewerben und dem Patienten sehr einfache Möglichkeiten verschaffen, das E-Rezept zu übermitteln und es hiernach je nach Patientenwunsch auszuliefern, zumal der Botendienst seit 2020 auch dauerhaft vergütet wird. Am Ende wird es darauf ankommen, ihn möglichst rentabel zu gestalten.

Denkbar und möglich ist hier durchaus auch, Differenzierungen im Preis und Service anzubieten. Beispielsweise gegen eine Gebühr „Express-Zuschlag" erfolgt die Auslieferung sehr schnell und zu genau vereinbarten Zeiten. Im „Standard" erfolgt die Lieferung erst am Abend, wo Touren ressourcensparend zusammengefasst werden können, und in einem größeren zeitlichen Fenster. Man kann den Service auch an Mindestumsätze, Zusatzverkäufe oder einen Stammkunden-Status koppeln.

Verbindlichkeit wird hier maßgeblich sein. Eine Leistung, die man – über welche Medien auch immer – verspricht, muss dann natürlich auch genauso erbracht werden. Deswegen sollte man eher den Service zu Beginn nicht zu offensiv formulieren, als ein Versprechen abzugeben, das man am Ende nicht einhalten kann. Besonders, wenn dieser Service auch im Internet oder über Apps angeboten wird, ist dies wichtig, da anzunehmen ist, dass ein solcher Service in Kommentaren und Bewertungen diskutiert wird. Hier können nur wenige „Fehler“ oder Schwächen erhebliche Auswirkungen haben.

Praxistipp

Wichtig ist bei allen elektronischen Services auch immer, den Eingangskanal im Auge zu behalten. Besonders fatal wäre, wenn eine Kundenanfrage gänzlich unbearbeitet bliebe, weil niemand ihren Eingang bemerkt hat.

Da die wenigsten Apotheken ihre digitalen Services im Alleingang anbieten, sollten stets auch sämtliche Dienstleister mit eingebunden und, beispielsweise in Form von Service Level Agreements (SLA), ihrerseits zu bestimmten Leistungen verpflichtet werden. Gegenüber dem Patienten steht immer die Apotheke als Leistungserbringer dar, selbst wenn die Nichtleistung daran liegt, dass ein Dienstleister seinerseits zu verantworten hat, dass die Apotheke eine bestimmte Leistung gar nicht erbringen konnte.

5.2.2 Abholautomaten

Bisher spielen Abholautomaten kaum eine Rolle, weil es aus Patientensicht unpraktikabel ist – man muss ohnehin vorher das Originalrezept in der Apotheke abgeben, bevor man das passende Medikament erhält.

Mit dem E-Rezept kann ein Abholautomat eine sehr praktische Lösung für Patienten werden und Apotheken die Möglichkeit geben, die Öffnungszeit ohne zusätzliche Kosten zu einem 24/7-Angebot zu verlängern.

Auch bei dieser enormen Chance kann der Patient den Token wieder vorab übermitteln. Dies kann beispielsweise unmittelbar nach seinem Arztbesuch über die E-Rezept-App der gematik erfolgen. Denkbar ist auch, dass er den Token über Drittanbieter-Apps (wie z. B. gesund.de) in die Apotheke übermittelt. Dieses Image kann entweder über ein Foto des ausgedruckten E-Rezepts generiert werden oder über einen Screenshot vom Token aus der gematik-App heraus. Zur Erinnerung: Alleine mit dem Token ist es der Apotheke möglich, das E-Rezept vom E-Rezept-Speicher der gematik innerhalb der TI abzurufen und zu beliefern.

Man denke im Zusammenhang mit Abholautomaten an Fälle, in denen der Patient keine Zeit hat, sofort in die Apotheke zu kommen, und der Botendienst ebenfalls unpraktisch wäre, zum Beispiel, weil er selbst wegen Schichtdienst bis jenseits der Öffnungszeiten der Apotheke arbeitet und nicht zu Hause anzutreffen wäre. Eine Abholung zu den regulären Öffnungszeiten wäre wegen seiner eigenen Verpflichtungen in den geschilderten Fällen schwierig. Die Apotheke hätte lediglich sicherzustellen, dass eine hinreichende Beratung erfolgt, wie von § 20 der Apothekenbetriebsordnung (ApBetrO) gefordert. Insbesondere bei Chronikern, die gut eingestellt sind und über ihr Arzneimittel ohnehin gut informiert sind, kann diese Beratung und Informationspflicht auch telefonisch oder in Form eines Chats, wie ihn die meisten Apps anbieten, erfolgen.

Nach erfolgter Beratung könnte man den Kundenwunsch, sein Arzneimittel außerhalb der Öffnungszeiten entgegenzunehmen, durch ein mit Code gesichertes Abholfach hervorragend lösen. Der Patient könnte sein Medikament dann nach Schichtende am späten Abend oder frühen Morgen abholen, indem er lediglich den zuvor per App übermittelten Code in den Abholautomaten eingibt und dieser ihm dann seine Bestellung übergibt.

Die Techniken für Abholautomaten sind seit Jahren bekannt und die Lösungen im Markt etabliert. Es ist anzunehmen, dass die Relevanz aus Endverbrauchersicht eine andere wird. Durch die Möglichkeit einer vorherigen Übermittlung des E-Rezepts wird die Abholung der Arzneimittel so mit nur einem Gang in die Apotheke vor Ort möglich.

5.2.3 Verfügbarkeitsprüfungen

Eine sichere und zuverlässige Verfügbarkeitsprüfung ist aus Sicht der meisten Patienten elementar. Immerhin sprechen wir hier trotz all der Besonderheit von Arzneimitteln als Handelsware am Ende über Bestellungen, die online getätigt werden. Kein Mensch käme auf die Idee, Ware online zu bestellen, die gar nicht verfügbar ist. Nicht anders wird es sich bei den mit E-Rezepten verordneten Arzneimitteln verhalten. Das Aufsuchen von Apotheken auf „gut Glück“ wird der Vergangenheit angehören.

Sobald der Patient seinen Token in die Apotheke übermittelt, erhält diese Zugriff auf die Verordnung auf dem E-Rezept. Sie kann unmittelbar und schnell die Verfügbarkeit in ihrem eigenen Warenlager – und, bei entsprechender zeitlicher Toleranz seitens des Patienten, auch bei ihren Großhändlern – prüfen und dem Patienten eine verbindliche Rückmeldung via Chat geben.

Der wesentliche Unterschied zum Muster-16-Papierrezept ist, dass eine sichere und exakte Übermittlung der Rezeptinformationen gewährleistet ist. Es ist nicht notwendig, ein Bild zu entziffern, das möglicherweise noch schlecht fotografiert wurde. Über den Token hingegen kann sehr schnell und komfortabel das vollständige und richtige E-Rezept abgerufen werden.

5.2.4 Telepharmazie

Darüber hinaus hat auch die COVID-19-Pandemie wie ein Katalysator für Technologien gewirkt, die es ebenfalls schon seit langer Zeit gab, die jedoch eine Art

Dornröschenschlaf hielten. Die Rede ist von der Videotelefonie und den durch die Corona-Krise massentauglich gewordenen Anwendungen im Bereich der Telemedizin und Telepharmazie. Für Apotheken wird es immer wichtiger werden, auch ein entsprechendes telepharmazeutisches Angebot zu schaffen. Denn telemedizinische sowie telepharmazeutische Dienstleistungen werden aus dem Versorgungsalltag bald nicht mehr wegzudenken sein. Nicht zuletzt wegen des E-Rezepts in Kombination mit Telemedizin werden immer mehr Patienten den Weg in die Arztpraxen gar nicht mehr antreten, sondern sich von zu Hause aus beraten lassen. Fragen rund um die Verschreibung können dann von der Apotheke vor Ort telepharmazeutisch beantwortet werden. Anschließend sorgt der Abholautomat oder der Botendienst dafür, dass der Patient sein Arzneimittel dann bekommt, wenn es optimal in seinen Tagesablauf passt.

5.2.5 Digitale Sichtbarkeit

Heutzutage ist die digitale Sichtbarkeit für jede Vor-Ort-Apotheke unerlässlich. In der Regel suchen die meisten Menschen zuerst über ihr Smartphone nach Informationen aller Art. Dies umfasst natürlich auch das Thema Gesundheit und die Medikation. Was man nicht weiß, wird gegoogelt. Im Zweifel auch, wo sich die nächstgelegene Apotheke befindet.

Somit gilt für jede Apotheke, einen Platz auf dem Smartphone von jedem ihrer Kunden zu ergattern. Damit sind sie in der Hosen- oder Handtasche ihrer Stammkunden stets dabei und präsent, wenn es darauf ankommt. Der Platz auf dem Handy wird der wichtigste Platz für die Apotheken in den nächsten Jahren.

Erreichen kann man das über zwei Wege:

1. Man kann eine eigene digitale Präsenz aufbauen, beispielsweise über einen eigenen Shop oder eine eigene Click & Collect-Lösung.
2. Man kann sich einer Apothekenplattform anschließen.

Grundsätzlich ist es für Apotheken empfehlenswert, beide Wege zu prüfen und im Idealfall auch zu verfolgen. Die eigene digitale Präsenz kann sich auch auf einen sympathischen Auftritt auf Social Media beschränken. Das ist vom Zeitaufwand her überschaubar, kann auch an Teammitglieder mit einem Faible hierzu delegiert werden und sorgt zumindest einmal für Wahrnehmbarkeit. Parallel dazu sollte insbesondere eine Apotheke ohne eigene E-Commerce-Lösung unbedingt bei den wichtigsten Plattformen vertreten sein. Dorthin könnte sie den auf Social Media erzeugten Endkunden-Traffic weiterleiten und so doch indirekt von dem niederschwelligen Auftritt bei Facebook, Instagram und anderen profitieren (▸ Kap. 5.4).

Daneben sollte jede Apotheke die eigene Auffindbarkeit auf Google stets im Auge behalten. Mit Tools wie Google MyBusiness lässt sich der eigene Auftritt auf Google optimieren, beispielsweise indem man Bilder der Apotheke hinzufügt oder für Kunden wichtige Informationen wie Kontaktinformationen oder Öffnungszeiten hinterlegt.

Praxistipp

Wichtige Rahmenbedingungen der Telepharmazie

1. **Schweigepflicht:** Apotheker gehören zu den Berufsgruppen, denen § 203 Absatz 1 des Strafgesetzbuches (StGB) eine besondere Schweigepflicht auferlegt. Gerade bei Anwendungen wie WhatsApp oder Zoom, deren Server außerhalb der EU gehostet werden, gelten im Zweifel auch andere – geringere – Anforderungen an die Verschwiegenheit. Nicht auszudenken, wenn bei Gesprächen zwischen Apotheker und Patient jemand mithören oder das Gespräch zu Wartungszwecken der Software aufzeichnen würde. Das Thema Schweigepflicht hat jedoch nicht nur diese technische Komponente, sondern auch eine organisatorische: Wer telepharmazeutisch berät, hat sicherzustellen, dass auch keine unbefugten Dritte wie Familienmitglieder die Vertraulichkeit des Gesprächs verletzen. In Zeiten von Homeschooling wäre dieser Tatbestand schon erfüllt, wenn ein Kind mithören kann.
2. **Datenschutz:** Anders als bei der Schweigepflicht, in der es um den Inhalt des Gesprächs geht, schützt der Datenschutz alle Arten von personenbezogenen Daten. Dazu gehören nicht nur der Name und die Anschrift des Kunden, der sich telepharmazeutisch beraten lässt, sondern auch die IP-Adresse seiner Geräte. Ohne diese Informationen funktioniert eine Fernberatung nicht, weswegen die eingesetzten Tools stets vorab das Einverständnis des Patienten mit der Erhebung ebendieser personenbezogenen Daten abfragen müssen.
3. **Internet:** Eigentlich eine Selbstverständlichkeit in Zeiten des E-Rezepts (▸ Kap. 3.1) – aber die Bandbreite muss groß genug sein, um eine störungsfreie Übertragung von Bild und Ton zu ermöglichen. Je nach Region in Deutschland kann genau dies der Knackpunkt sein, an dem die Telepharmazie scheitert. Wenn die Verbindung während des Gesprächs stockt oder gar abbricht, ist das Frustpotenzial auf beiden Seiten sehr hoch. Eine solche Belastung des Verhältnisses zwischen Pharmazeut und Kunden sollte unbedingt vermieden werden.
4. **Bild und Ton:** Selbst wenn alle rechtlichen und technischen Hindernisse beseitigt werden können, so eignet sich nicht jeder Raum für die Telepharmazie. Eine gute Akustik ist wichtig, damit der Patient das Gesagte auch gut versteht. Zu kleine Räume mit viel Hall sind daher ungeeignet. Auch der Bildhintergrund sollte aufgeräumt und möglichst einfarbig sein, da es sonst für den Kunden am anderen Ende zu viele Ablenkungen gibt. Egal, wie stolz Sie auf Ihr Bücherregal sein mögen – es ist kein geeigneter Hintergrund für eine telepharmazeutische Beratung, da es im schlimmsten Fall von dem ablenkt, was Sie dem Patienten mitteilen wollen.

5.3 Versandhandel

Für den Versandhandel liegt der Vorteil des E-Rezepts auf der Hand. Der Versand von rezeptpflichtigen Medikamenten kann sofort nach der elektronischen Übermittlung und damit unmittelbar nach dem Arztbesuch erfolgen. Dies ist der wesentliche Unterschied zum Papierrezept, weil mit dem E-Rezept eine rechtssichere Übermittlung der originalen Urkunde digital möglich ist. Auf diesem Vorteil, der sich nicht leugnen lässt, ruhen sämtliche Hoffnungen des Versandhandels, den aktuell sehr kleinen Anteil am Rx-Markt signifikant steigern zu können. Es ist zu erwarten, dass die Protagonisten diesen Vorteil unbedingt nutzen wollen. Schon vor dem Start des E-Rezepts haben sie massiv in Marketing und Bewerbung der sonstigen Vorteile für die Verbraucher investiert und werden dies auch weiterhin tun. Auch die vermeintlich logische Kombination von digitalem Versandhandel als Spezialist für das digitale Rezept wird weiterhin propagiert werden. Auf den ersten Blick klingt das für Außenstehende vermutlich auch logisch.

Tatsächlich wird der Versandhandel aber auch bei der Belieferung eines E-Rezepts immer länger brauchen als die Apotheke vor Ort. Denn es ist immer noch der Versandweg der Arzneimittel zu absolvieren, auch wenn die Hälfte der bisherigen Strecke, der Versand des Papierrezepts an die Versandapotheke, wegfällt.

Umso wichtiger sind sämtliche Kommunikationsmaßnahmen in Richtung der Verbraucher, um ihnen deutlich zu machen, dass auch die Apotheke vor Ort digitale Services anbietet. Apotheken vor Ort können ihre Patienten auch auf deren Smartphones abholen. Dies muss nachhaltig im Bewusstsein der Verbraucher verankert werden, frei nach dem Motto:

„E-Rezept? Na klar, das können wir – und sogar besser, persönlicher und schneller als alle anderen!“

Wenn man das Ganze noch kombiniert mit Services, die aus Sicht des Verbrauchers die Bequemlichkeit (oder neudeutsch „Convenience“) erhöhen, kann auch die Apotheke vor Ort vom E-Rezept profitieren. Neben der verbindlichen Verfügbarkeitsanfrage, die den doppelten Gang in die Apotheke a priori vermeidet, gehören hierzu auch Angebote wie der Chat mit dem Apotheker, Telepharmazie oder auch der Botendienst. Letztlich alles, was es den Patienten ermöglicht, ihren Tagesablauf nicht für die Besorgung von Arzneimitteln zu unterbrechen.

5.4 Bedeutung der Plattformökonomie

Egal, ob AirBnB, Amazon, Booking.com, Facebook, Netflix, Spotify oder Uber – Plattformen steuern schon in vielen Bereichen des alltäglichen Lebens und des

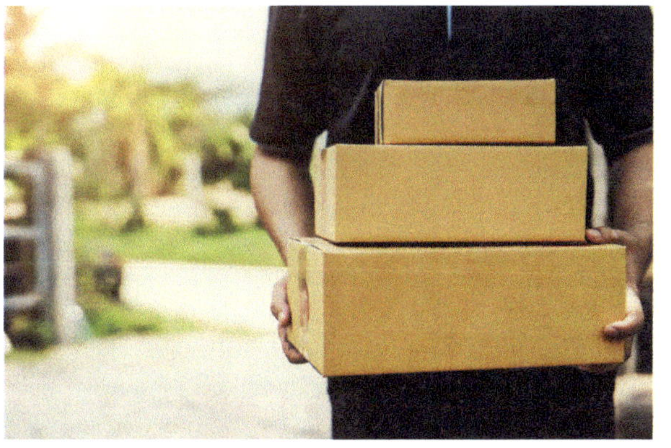

Abb. 5.2 Der Versandhandel wird auch bei der Belieferung eines E-Rezepts immer länger brauchen als die wohnortsnahe Apotheke.

Einzelhandels wie Angebot und Nachfrage zueinander finden. Die Plattform ist dabei eine Art virtueller Marktplatz. Aufgrund der Daten, die die Plattformbetreiber im Lauf der Zeit von jedem Anwender erheben, kennen sie dessen Präferenzen und Vorlieben und schlagen somit jedem Nutzer bevorzugt diejenigen Angebote vor, bei denen ihr jeweiliger Algorithmus die Chance auf einen Abschluss als besonders hoch errechnet. Denn die Vermittlungsprovision gibt es natürlich nur, wenn der Kunde am Ende auch kauft.

Die Frage ist also nicht, ob es auch für den Handel mit Arzneimitteln und apothekenüblichen Produkten eine Plattform geben wird, sondern wann. Dies schien lange Zeit unklar zu sein. Nun wird aber immer klarer, dass sich mit dem E-Rezept auch Plattformanbieter positionieren und um die Gunst von Apothekern und Endverbrauchern werben. Unter den Anbietern von Plattformen findet sich Amazon ebenso wie die üblichen Verdächtigen der EU-Versandapotheken, die beide ihre Zustellzeit mithilfe der inländischen Vor-Ort-Apotheken noch einmal deutlich optimieren wollen. Und es gibt Plattformen, die von Unternehmen entwickelt werden, die ihre Wurzeln ganz tief im deutschen Apothekenmarkt haben, ja, bei denen sich Apotheker sogar direkt oder indirekt beteiligen können.

Wichtig für Apotheken ist, unabhängig davon, an welche Plattform sie sich anschließen: Je mehr sie schon mit Vorbestell-Apps oder auch E-Commerce-Lösungen gearbeitet haben, umso besser geübt und vorbereitet sind sie auf die neuen Absatzkanäle. Die Plattformökonomie bietet jeder Apotheke die einmalige Chance, sich neue Kundengruppen dauerhaft zu erschließen. Dem sollte man sich auf keinen Fall verweigern. Denn das hieße ja, diejenigen Kunden, die gerne über solche Portale bestellen, leichtfertig aufzugeben. Insbesondere therapietreue Chroniker, die absolut planbar ihre Arzneimittel beziehen und gut eingestellt sind, werden dank des E-Rezepts schon sehr bald für ihr Folgerezept nicht mehr in die Arztpraxis gehen müssen. Wie hoch ist die Chance dann noch, dass ein solches E-Rezept in eine Apotheke wandert, die nicht online, beispielsweise auf einer Plattform, auffindbar ist?

Während der Aufbau einer eigenen digitalen Präsenz (▸Kap. 5.2.5) meist einen langen zeitlichen Vorlauf hat, bis Kunden diese wahrnehmen, haben Plattformen in aller Regel durch die kumulierten Beiträge aller Teilnehmer ein höheres Marketingbudget als eine einzelne Apotheke. Sie erreichen somit in kürzerer Zeit signifikant mehr Menschen über ihre Marketingmaßnahmen, als es einzelnen Apotheken auch nur ansatzweise möglich wäre. Bei der eigenen digitalen Lösung muss die Apotheke alles aus eigenen Mitteln stemmen, nicht nur finanziell, sondern vor allem, was den Zeitaufwand und das benötigte Know-how betrifft. Auch hier sind Plattformanbieter in der Lage, Kompetenz bedarfsgerecht „einzukaufen“ und nutzstiftend einzusetzen.

Praxistipp

Die Plattformen sind kein vorübergehender Trend, sondern sie werden die Apotheken in nächster Zeit intensiv begleiten. Dass das zeitgleich mit den Herausforderungen der COVID-19-Pandemie geschieht, ist bedauerlich. Dadurch gerät allzu schnell etwas weniger Dringendes aus dem Fokus. Wenn Sie also der Meinung sind, keine Kapazitäten für eine Auseinandersetzung mit diesem immens wichtigen Thema zu haben, delegieren Sie dies unbedingt an interessierte und kompetente Mitarbeiter. Denn im Gegensatz zu Corona, das uns alle überrascht hat, kann man sich auf die digitale Apothekenwelt mit Plattformen und E-Rezept sehr wohl vorbereiten.

6 Sicherheitsaspekte

Es sollte nicht der Eindruck entstehen, dass Papierrezepte hochsichere Konstrukte sind, bei denen Verstöße gegen Verschwiegenheitspflichten und Datenschutzregelungen a priori ausgeschlossen sind. So reicht es nach wie vor aus, wenn ein (Papier-)Rezept in der Kitteltasche vergessen, dieser in die Reinigung gegeben und dort vom Personal der Reinigung das Rezept aus der Tasche gezogen wird.

Neben dem positiven Aspekt, dass das Rezept nun nicht gewaschen wird, wodurch es in der Vergangenheit wohl nicht mehr abgerechnet werden konnte, liegt darin vor allem sowohl ein Verstoß gegen die Berufsschweigepflicht nach § 203 Abs. 1 StGB als auch ein Verstoß gegen die einschlägigen Vorschriften des Datenschutzrechts, vor allem der Datenschutz-Grundverordnung (DS-GVO).

Deswegen wurden rund um das E-Rezept vielfältige Sicherheitsmechanismen geschaffen, die vor allem den Schutz der besonders sensiblen Gesundheitsdaten der Patienten im Blick haben. Dies beginnt mit der durchaus komplexen Authentifizierung des Patienten in der E-Rezept-App der gematik und zieht sich wie ein roter Faden durch alle Stationen des E-Rezept-Prozesses. Bevor man das erste E-Rezept in der eigenen Apotheke bearbeitet, ist es empfehlenswert, sich hier einen Überblick zu verschaffen.

6.1 Authentifizierung von Patienten

Wie in ▸Kap. 2.2 erläutert, können Patienten über die E-Rezept-App der gematik direkt auf ihre elektronischen Verordnungen zugreifen. Die gematik-App befindet sich nämlich ihrerseits bereits in der TI.

Leistungserbringer wie Ärzte und Apotheker haben über Konnektoren, Kartenterminals sowie ihre Institutions- und Heilberufsausweise (▸Kap. 3.2) bereits einen äußerst sicheren Zugang in die TI. Folglich muss auch für Patienten unbedingt und absolut sichergestellt sein, dass nur sie selbst bzw. von ihnen persönlich beauftragte oder gesetzliche Betreuer die E-Rezepte verwalten dürfen. Die gesetzlichen Anforderungen an ein Authentifizierungsverfahren sind entsprechend hoch. Aktuell besteht es aus folgenden Punkten:

- Patienten benötigen eine Versichertenkarte, die in der Lage ist, per Nahfeldkommunikation (Near Field Communication, abgekürzt NFC) zu kommunizieren.
- Des Weiteren müssen sie sich mit einem PIN-Code authentifizieren. Dieser kann nur persönlich auf den Geschäftsstellen der Krankenkassen angefordert werden, weil dort auch eine persönliche Identitätsprüfung vorgenommen wird.
- Anschließend werden Karte und PIN an die postalisch hinterlegte Adresse verschickt.
- Dieser Versand erfolgt aus Sicherheitsgründen zu verschiedenen Zeitpunkten in separaten Schreiben.

Noch im Sommer 2021 gab es Presseberichten zufolge bei den großen Krankenkassen nur wenige hundert Patienten, die bereits im Besitz solcher NFC-fähigen Karten samt PIN waren. Auch wenn bereits angedacht wird, diesen komplizierten Weg zu vereinfachen und beispielsweise auch Video-Identifizierungsverfahren anzubieten, wird alleine das Ausgeben dieser Versichertenkarte ein längerer Prozess werden.

Ob eine eGK NFC-fähig ist oder nicht, kann einfach und schnell mit Blick auf die Karte ermittelt werden. Nur wenn das NFC-Symbol (meist erkennbar an den drei gewellten Linien) zur Datenübertragung eingefügt ist, ist sie auch NFC-fähig. Zudem muss die Kartenkennnummer (Card Access Number, CAN) unterhalb der Deutschlandfarben eingetragen sein (▫ Abb. 6.1).

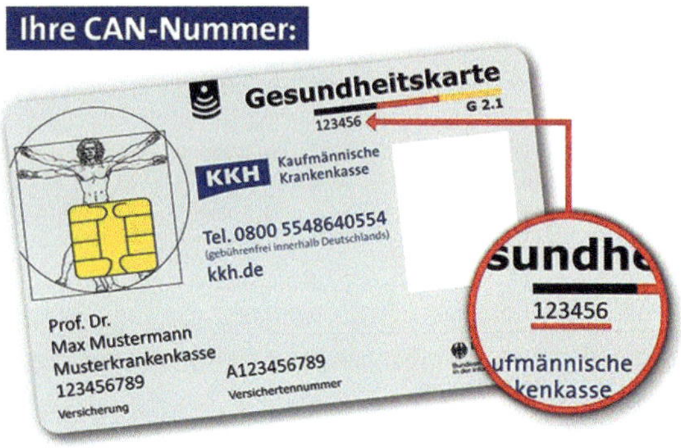

Abb. 6.1 Gesundheitskarte einer Krankenkasse. Am oberen Rand der Karte befindet sich das NFC-Logo, das den Zugang zur elektronischen Patientenakte ermöglicht und die CAN-Nummer, die das missbräuchliche Auslesen verhindert.

Nur wenn der Patient eine solche Karte besitzt, ist die Anmeldung und damit eine sogenannte sichere Authentifizierung möglich.

Macht man sich die Mühe und authentifiziert sich in der App, so bekommt man den vollen Zugriff auf alle jemals erzeugten E-Rezepte für den angemeldeten User. Dabei ist es sogar egal, ob diese eingelöst wurden oder nicht. Zudem kann man auch sehen, welche Medikamente man wann und in welcher Apotheke erhalten hat.

Praxistipp

Durchführung der Authentifizierung

- Das Smartphone sollte aus der Hülle genommen werden.
- Beim iPhone ist der Chip sehr weit oben, und die Karte muss ganz oben an das iPhone gehalten werden.
- Zu Beginn sollte man etwas „wackeln", bis das Smartphone die „Verbindung aufbaut".
- Bis die Meldung erscheint, dass es die Versichertenkarte erkannt hat, sollte man das Smartphone ganz ruhig halten.

In keinem Fall ist die Apotheke durch das E-Rezept, unabhängig davon wie es in die Apotheke übermittelt wurde, von der Pflicht entbunden, sich im Moment der Übergabe des Arzneimittels auf angemessene Weise der tatsächlichen Identität der Kunden zu vergewissern. Hier gelten dieselben Maßstäbe wie beim Muster-16-Papierrezept bisher auch.

6.2 IT-Sicherheit

Versicherte, die die in ▸Kap. 6.1 geschilderte Authentifizierungsprozedur erfolgreich abgeschlossen haben, haben ein berechtigtes Anliegen daran, dass die Daten, die im Rahmen des E-Rezepts verarbeitet werden, ausreichend geschützt sind. Zu diesem Zweck hat die gematik mehrere externe Gutachten in Auftrag gegeben. Ein Gutachten des BSI wurde aus Transparenzgründen auch veröffentlicht. Außerdem sind nicht nur die Spezifikationen für alle (technischen) Dienste und Protokolle öffentlich einsehbar, sondern es wurde auch eine Zusammenfassung aus den Produktgutachten des E-Rezept-Servers und des Identity-Providers sowie die Ergebnisse eines Sicherheitstests (sog. Penetrationstest), der einen Cyper-Angriff simulierte, für das E-Rezept veröffentlicht.

Die wichtigsten Erkenntnisse aus den Gutachten sind:

- Am E-Rezept-Frontend für Versicherte, also der E-Rezept-App (▸Kap. 4), wurden keine Sicherheitslücken in Bezug auf die gematik-Anforderungen festgestellt. Die Gutachter sprachen jedoch Empfehlungen aus, an deren Umsetzung die gematik nach eigenen Angaben bereits arbeitet.
- Vom Bundesamt für Sicherheit in der Informationstechnik (BSI) gibt es eine Prüfvorschrift, anhand derer das E-Rezept durchleuchtet wurde. Dabei wurden nach Aussage der Gutachter 23 Anforderungen nicht erfüllt. Allerdings ergaben die Risikoanalysen der Gutachter letztlich ein akzeptables Risiko. Diese Risikobewertung der Gutachter als „akzeptabel" wurde vom BSI jedoch als nicht ausreichend kritisiert. Es forderte eine differenzierte Angabe der Höhe des Restrisikos samt transparenter Beschreibung darüber, wie die Gutachter diese Einstufung erlangten. 10 der 23 Abweichungen von der BSI-Prüfvorschrift müssen darüber hinaus beseitigt werden. Einem Probebetrieb stünden die Restrisiken laut BSI aber nicht im Wege, sofern die Teilnehmer der Testphase über sie informiert würden. In den App Stores wird daher im Beschreibungstext für die E-Rezept-App der gematik auf die noch bestehenden Restrisiken hingewiesen.
- Die gematik ihrerseits plant zusätzliche Maßnahmen, um die 10 Abweichungen bis zum 31.12.2021 zu beheben. Danach sollen die vom BSI geforderten Nachbesserungen in einem überarbeiteten Gutachten dargelegt werden.

Das Ziel dieser Offenheit und Transparenz ist natürlich, Vertrauen bei der Bevölkerung zu generieren. Im Dezember 2019 verschaffte sich nämlich der Chaos Computer Club (CCC) Zugang zur TI. Damit wollte er beweisen, wie unzureichend dieses angebliche Hochsicherheits-Netzwerk tatsächlich geschützt ist. Bei den nun anstehenden Nachbesserungen sollte die gematik daher die technischen und organisatorischen Maßnahmen beim E-Rezept am aktuellen Stand der Technik ausrichten. Würde der CCC im Jahr 2022 erneut in die TI eindringen können, wäre das sicherlich keine gute Note für die IT-Sicherheit der TI.

6.3 Datenschutz

In Deutschland darf jeder Mensch darüber bestimmen, ob und in welchem Maße seine personenbezogenen Daten gegenüber Dritten preisgegeben und verwendet werden dürfen. Das Ganze basiert auf einer einfach nachvollziehbaren Auslegung von Art. 1 Abs. 1 des Grundgesetzes – „die Würde des Menschen ist unantastbar" – in Kombination mit Art. 2 Abs. 1 des Grundgesetzes, dem Grundrecht auf die freie Entfaltung der Persönlichkeit. Dieses sogenannte Allgemeine Persönlichkeitsrecht steht somit ganz oben in der Wertehierarchie des deutschen Rechtssystems. Entsprechend streng wird auf seinen Schutz und seine Einhaltung geachtet.

Ausgestaltet wird der Datenschutz durch eine Vielzahl von Gesetzen, zu den bekanntesten dürften die europarechtliche Datenschutz-Grundverordnung (DS-GVO) sowie das deutsche Bundesdatenschutzgesetz zählen. Letzteres wird durch Datenschutzgesetze der Bundesländer noch einmal konkretisiert. An dieser Stelle kann auf den Datenschutz nicht umfassend eingegangen werden, dafür ist das Thema zu komplex. Es wird daher auf die im Deutschen Apotheker Verlag erschienene Arbeitshilfe zu diesem Thema verwiesen.

Grundsätzlich haben Apotheken technisch-organisatorische Maßnahmen, abgekürzt TOMs, zu ergreifen, um dem Risiko von Datenschutzverstößen angemessen zu begegnen. Zu diesen TOMs gehören u. a. Zugangskontrollen in die Betriebsräume der Apotheke, Benutzer- und Zugriffskontrollen für die in der Apotheke verwendete EDV oder die Eingabekontrolle, mithilfe derer nachträgliche Änderungen an personenbezogenen Daten festgestellt werden sollen. Nachdem Datenschutz und DS-GVO bereits seit vielen Jahre geltendes Recht sind, wird an dieser Stelle davon ausgegangen, dass jede Apotheke in Deutschland gemeinsam mit ihrem Datenschutzbeauftragten, den sie verpflichtend zu ernennen hat, ein Datenschutzkonzept erarbeitet, implementiert und in einer Verfahrensbeschreibung dokumentiert hat.

Dieses Datenschutzkonzept sollte nun im Rahmen des E-Rezepts noch einmal überprüft werden. Immerhin kommen neue Hardware-Komponenten (▸ Kap. 3.2) dazu, und Prozesse ändern sich. So sollte beispielsweise der Standort des Konnektors (▸ Kap. 3.2.1) zutrittsgeschützt sein. IT-affine Menschen könnten sich sonst so Zugang in die TI verschaffen. Auch die Kartenlesegeräte sollten nicht unbeaufsichtigt gelassen werden. Vergisst ein Patient seine eGK, so könnten Unbefugte diese über ein Kartenlesegerät auslesen. Darin läge ebenfalls ein Verstoß gegen den Datenschutz, da ohne Einwilligung des Betroffenen personenbezogene Daten übermittelt würden.

Da die papiernen E-Rezept-Ausdrucke (○ Abb. 2.2) nicht für die Abrechnung benötigt werden, können sie entsorgt werden. Aber auch hier ist der Datenschutz betroffen, immerhin steht der Name des Patienten dort in Klarschrift. Als Apotheke sollte man daher die Ausdrucke den Patienten wieder mitgeben oder diese datenschutzgerecht entsorgen. Das bedeutet in aller Regel, dass man sie in den Papierschredder stecken muss.

Liegen gelassene Versichertenkarten oder eGKs sollten ebenso sicher verwahrt werden wie Smartphones, die Kunden in der Apotheke vergessen. Auch wenn das nicht häufig vorkommen sollte, so befinden sich auf ihnen stets Informationen, die dem Datenschutz unterliegen, und nicht jeder Mobiltelefonnutzer sperrt sein Gerät mit einem Code. Im Zweifel gehören diese Dinge in den Tresor.

MERKE Um den Datenschutz zu gewährleisten, sollten:
- der Konnektor zutrittsgeschützt sein,
- liegen gelassene eGKs unverzüglich im Tresor der Apotheke aufbewahrt werden,
- Papierausdrucke den Patienten mitgegeben oder direkt vernichtet werden.

6.4 Checkliste

Damit die Leistungserbringer im Rahmen der Telematik-Installation Anhaltspunkte bekommen, anhand derer sie feststellen können, ob alles ordnungsgemäß v. a. im Hinblick auf IT-Sicherheit und Datenschutz in Betrieb genommen wurde, hat die gematik Checklisten erstellt. Die Autoren haben diese auf Apotheken angepasst.

6

Fragen Sie sich – zu Ihrer eigenen Sicherheit

- Wurden Sie auf Ihre Pflicht zur Prüfung der sicheren Lieferkette der TI-Komponenten hingewiesen? ☐
- Wurde die Ware vollständig und unversehrt an Sie übergeben (z. B. kein Bruch der Verpackungssiegel)? ☐
- Wurden Sie über die Anforderungen an die sichere Umgebung des Konnektors beraten? ☐
- Wurden Sie darüber informiert, dass der Konnektor und das Kartenterminal regelmäßig auf physische Manipulationen zu kontrollieren sind? ☐
- Wurden Sie über die unterschiedlichen Anschlussvarianten (parallel oder seriell) aufgeklärt? ☐
- Falls für die TI-Installation extra ein Internetzugang beschafft wurde: Wie wurde eine Parallelinstallation von Ihrem Dienstleister vor Ort (DVO) begründet? ☐
- Wurde die Verschlüsselung und Authentifizierung zwischen der Apothekensoftware und dem Konnektor eingerichtet? Wenn nein, bitte vom DVO begründen lassen. ☐
- Wurden das Konnektor-Passwort und die Karten-PINs geändert und ausgehändigt? Wenn nein, bitte vom DVO begründen lassen. ☐
- Wurden während der Installationen Änderungen an vorhandenen Sicherheitsfunktionen (z. B. Firewall oder Antivirensoftware) an Ihrem System vorgenommen? Wenn ja, welche und warum? Bitte vom DVO begründen lassen. ☐
- Ist die Installation (Kennwörter, Konfigurationsanpassungen etc.) vom DVO dokumentiert worden? ☐
- Sind Sie über Veränderungen der Systemkonfiguration informiert worden, bevor sie ausgeführt wurden? ☐
- Hat der DVO die Installation nach Vorgaben der zum Installationszeitpunkt gültigen Version des Handbuchs durchgeführt? ☐
- Wurden durch den DVO die Kartenterminals und Konnektoren mit der aktuellen Softwareversion ausgestattet? ☐
- Wurde das Apothekenpersonal vom DVO eingewiesen? ☐
- Funktionieren bei Ihnen sämtliche vor der TI-Installation genutzten Anwendungen weiterhin? ☐

7 Modellprojekte

Vor dem Start des echten E-Rezepts wurden im Rahmen verschiedener Pilotprojekte Erfahrungen gesammelt. Diese sollten den am Rezeptprozess Beteiligten erste Hinweise darauf geben, welche internen und kommunikativen Abläufe von der Einführung des E-Rezepts betroffen sein würden. Im Jahr 2020 war sogar zwischenzeitlich die Rede von 52 Pilotprojekten. So viele waren es dann letztlich doch nicht. Jedoch hatte der damalige Chef der gematik, Dr. Markus Leyck Dieken, in einer Pressekonferenz gesagt, dass es gefühlt jede Woche ein neues Pilotprojekt gebe. Und da das Jahr 52 Wochen hat, wurden daraus, nicht unähnlich der Flüsterpost, schnell 52 Pilotprojekte. Einige davon waren in der Tat sehr aufschlussreich, weswegen es im Folgenden nun einen Überblick über drei Pilotprojekte gibt – ohne Anspruch auf Vollständigkeit.
Die Pilotprojekte erfolgten allesamt im Rahmen von Selektivverträgen nach § 140a SGB V.

7.1 GERDA (Baden-Württemberg)

GERDA ist das E-Rezept-Pilotprojekt der ABDA in Baden-Württemberg. Das Akronym GERDA des im November 2019 gestarteten Projekts steht dabei für „Geschützter **e**Rezept-**D**ienst der **A**potheke". Zu den Besonderheiten von GERDA zählten u. a., dass dabei ein von NOVENTI entwickelter E-Rezept-Speicher zum Einsatz kam. Des Weiteren wurden die elektronischen Rezepte in der Anfangsphase vom Telemedizinanbieter TeleClinic ausgestellt.

So wurden in diesem Projekt erste Erfahrungen gesammelt darüber, wie sich Telemedizin in Verbindung mit dem E-Rezept auf die Apotheken vor Ort auswirkt. Bereits kurz nach Beginn hatten sich die teilnehmenden Apotheken an die neuen Gegebenheiten gewohnt.

GERDA war sehr nah an der gematik-Lösung. Auch hier wurde ein Token generiert, der die Rezeptinformationen nicht enthielt, sondern nur einen Schlüssel zum Abruf des E-Rezepts vom E-Rezept-Speicher. Die meisten Warenwirtschafts-Systeme und Apotheken-Rechenzentren nahmen an GERDA teil. Da dieses Projekt von der Apothekerschaft selbst ausging, war sein Prestige innerhalb der Berufsgruppe sehr hoch.

7.2 ZDG (Berlin/Brandenburg)

ZDG ist das Akronym für „Zukunftsregion Digitale Gesundheit". Die technische Lösung wurde hier analog zu GERDA in Betrieb genommen, also vor allem erneut mit einem zentralen Server als E-Rezept-Speicher. Der größte Unterschied zu GERDA und auch zum E-Rezept der gematik war, dass die Rezeptdaten im Barcode selbst vorhanden waren und folglich mit einem 2D-Scanner direkt ausgelesen werden konnten. Die Ausfallsicherheit einer solchen Lösung ist sicherlich größer, jedoch stehen diesem Vorgehen datenschutzrechtliche Bedenken entgegen.

Erstmals wurden in diesem Pilotprojekt auch niedergelassene Ärzte vor Ort mit eingebunden, und die App des DAV wurde genutzt. Der Fokus lag überwiegend auf der Belieferung von Bewohnern von Pflegeeinrichtungen im Rahmen der Heimversorgung.

7.3 Techniker Krankenkasse

Die Techniker Krankenkasse (TK) startete das erste Pilotprojekt überhaupt im Hamburger Stadtteil Wandsbek bereits im Januar 2019.

Hauptunterschied zur E-Rezept-Lösung der gematik war dabei, dass das jeweilige E-Rezept im PVS des verschreibenden Arztes verblieb, bis es von der Apotheke abgerufen wurde. Der E-Rezept-Speicher war also das jeweilige Arztsystem. Einen zentralen Server gab es lediglich für die Statusverwaltung der E-Rezepte, also ob sie offen, in Bearbeitung oder abgeschlossen waren.

Neben einem diabetektologischen Zentrum in unmittelbarer Nähe zur ersten teilnehmenden Apotheke wurde im Folgenden auch die Fernbehandlung mit der App der Techniker Krankenkasse („TK-Doc") in das Pilotprojekt integriert. NOVENTI schloss sich dem Projekt Anfang 2020 an und ermöglichte die Teilnahme für alle Apotheken, auch wenn diese keine Kundenbeziehung zu NOVENTI hatten. Zeitweise nahmen so über 1200 Apotheken an diesem Pilotprojekt teil, wodurch es sicher zum größten Pilotprojekt vor Einführung des E-Rezepts wurde.

Über ein Fernbehandlungszentrum nahmen zusätzlich noch circa 80 Ärzte am Projekt teil. Die TK informierte alle ihre 10,7 Mio. Versicherten über die Möglichkeit an der Teilnahme. Neben den bereits genannten Dienstleistern und Kostenträgern wurde das Projekt schließlich erweitert auf niedergelassene Ärzte mit den PVS-Lösungen medatixx und Medisoftware, auf weitere Rechenzentren wie z. B. NARZ und auf weitere Krankenkassen, nämlich DAK-Gesundheit, HEK, BARMER und KKH.

Literatur

ABDA – Bundesvereinigung Deutscher Apothekerverbände e. V. www.abda.de/fuer-apotheker/it-und-datenschutz/heilberufsausweis/ (Zugriff 30.08.2021)

ABDA – Bundesvereinigung Deutscher Apothekerverbände e. V. www.abda.de/fuer-apotheker/it-und-datenschutz/institutionskarte/ (Zugriff 30.08.2021)

Bertelsmann Stiftung (Hrsg). Elektronische Rezepte – Entwicklungsstand und Umsetzung im internationalen Vergleich. www.bertelsmann-stiftung.de/de/publikationen/publikation/did/elektronische-rezepte (Zugriff 23.09.2021)

Deutscher Ärzteverlag GmbH. www.aerzteblatt.de/nachrichten/100848/Techniker-bringt-elektronisches-Rezept-auf-den-Weg (Zugriff 27.07.2021)

Dikta T, Giermann F. Eine Erfolgsgeschichte aus Polen, Dtsch Apoth Ztg, 18: 22, 2020

empirica Gesellschaft für Kommunikations- und Technologieforschung. https://digitalhealtheurope.eu/glossary/eprescription/ (Zugriff 28.07.2021)

Frankfurter Allgemeine Zeitung. www.faz.net/aktuell/wirtschaft/digitec/wie-jens-spahn-das-gesundheitswesen-digitalisieren-will-15887402.html (Zugriff 27.07.2021)

gematik GmbH. https://fachportal.gematik.de/fileadmin/Fachportal/Leistungserbringer/gematik_Checkliste_Installationsprotokoll_web_202011.pdf (Zugriff 04.08.2021)

gematik GmbH. https://fachportal.gematik.de/zulassungs-bestaetigungsuebersichten (Zugriff 04.08.2021).

gematik GmbH. www.gematik.de/anwendungen/e-rezept/apotheker/#c2588 (Zugriff 27.07.2021)

gematik GmbH. www.gematik.de/fileadmin/user_upload/MediaUploads/gematik_Dokumentenpaket_E-Rezept-Gutachten.pdf (Zugriff 05.08.2021)

NOVENTI HealthCare GmbH. www.fiverx.de/ (Zugriff 30.07.2021)

Schaupp A. Datenschutz – Arbeitshilfe für die Apotheke, Deutscher Apotheker Verlag, Stuttgart 2018

Simplifier.net. https://simplifier.net/eRezeptAbgabedaten/~introduction (Zugriff 30.08.2021)

Stuttgarter Nachrichten Verlagsgesellschaft. www.stuttgarter-nachrichten.de/inhalt.telemedizin-jens-spahn-will-digitale-rezepte-einfuehren.2e543c9a-fa00–4cad-8210–15d9fdb38fa3.html (Zugriff 27.07.2021)

Techniker Krankenkassen. https://wirtechniker.tk.de/2019/01/31/schluss-mit-der-zettelwirtschaft-medikamente-per-erezept/ (Zugriff 27.07.2021)

Bildnachweis

Abb. 1.1	Deutscher Apotheker Verlag modifiziert nach gematik GmbH, Berlin
Abb. 1.2	Deutscher Apotheker Verlag modifiziert nach gematik GmbH, Berlin
Abb. 1.3	Deutscher Apotheker Verlag modifiziert nach gematik GmbH, Berlin
Abb. 1.4	justhavealook/istockphoto.com
Abb. 2.1	Deutscher Apotheker Verlag modifiziert nach gematik GmbH, Berlin
Abb. 2.2	Kassenärztliche Bundesvereinigung, Berlin
Abb. 2.3	NOVENTI Health SE, München
Abb. 2.4	NOVENTI Health SE, München
Abb. 2.5	Deutscher Apotheker Verlag modifiziert nach Vorlage Lektorat Pharmazie
Abb. 2.6	NOVENTI Health SE, München
Abb. 2.7	NOVENTI Health SE, München
Abb. 2.8	DEOS Software GmbH, Burladingen. www.deos.de/index.php/secret/fiverx.html
Abb. 2.9	Deutscher Apotheker Verlag modifiziert nach gematik GmbH, Berlin
Abb. 2.10	NOVENTI Health SE, München
Abb. 3.1	Florian Giermann
Abb. 4.1	Deutscher Apotheker Verlag
Abb. 5.1	THANANIT/stock.adobe.com
Abb. 5.2	lovelyday12/stock.adobe.com
Abb. 6.1	KKH Kaufmännische Krankenkasse, Hannover

Sachregister

Die Autoren

Florian Giermann

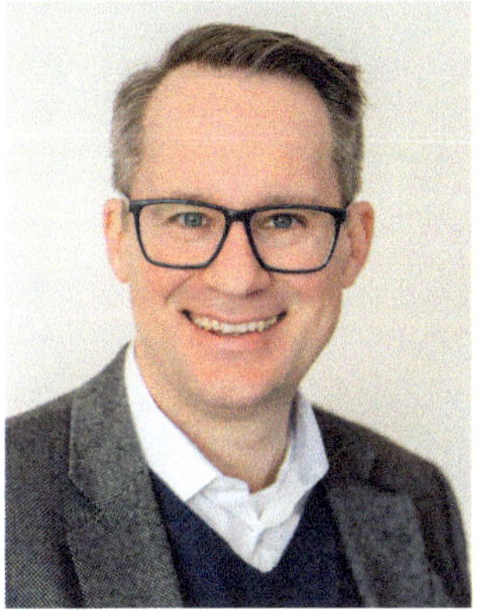

Florian Giermann (Jahrgang 1974, verheiratet, 3 Kinder) ist seit 1993 im Apothekenumfeld tätig. So war er u.a. Assistant Manager in einer großen Apotheke in Dießen am Ammersee während seines Jurastudiums, das er 2001 mit dem Zweiten Juristischen Staatsexamen am OLG München abgeschlossen hat. Danach hatte er verschiedene Positionen in den Bereichen Kundenbetreuung, Support und Vertrieb von Unternehmen der NOVENTI Group inne. Von 2013 bis 2016 war er Geschäftsführer der awinta GmbH und ist heute u.a. Geschäftsführer der zur NOVENTI gehörenden KRONSOFT Development SRL am Standort Brasov in Rumänien. In seinem privaten Blog www.edikt-von-cupertino.de veröffentlicht er wöchentlich Essays über die Auswirkung der Digitalisierung auf die Apotheken. Sein Buch „Das Edikt von Cupertino" zu ebendiesem Thema ist im Oktober 2018 beim Deutschen Apotheker Verlag, Stuttgart, erschienen.
Wenn nicht gerade Pandemie ist, hält er gerne Vorträge rund um die Digitalisierung des Gesundheitswesens und geht in seiner Freizeit bevorzugt auf Reisen mit der Familie.

Dr. Mathias Schindl

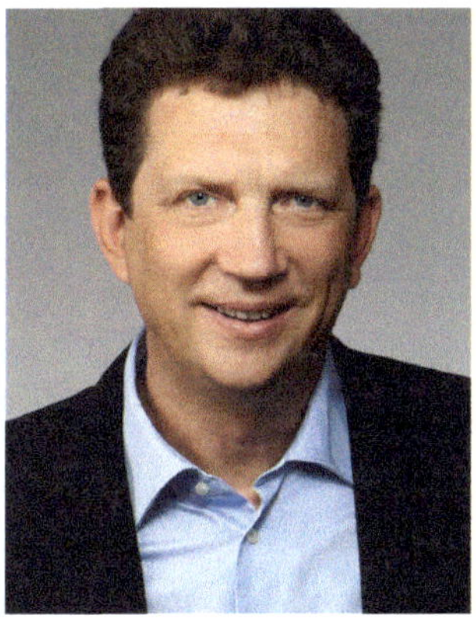

Dr. Mathias Schindl (Jahrgang 1965, verheiratet, 2 Kinder) betätigte sich nach seiner Biophysik-Promotion an der TU München einige Jahre als IT-Berater, bevor er 2001 zum Apothekensoftwarehaus PHARMATECHNIK kam, wo er für Software und IT zuständig und ab 2007 auch Geschäftsführer war. Als Vorsitzender des Branchenverbands ADAS und Beiratsmitglied der gematik GmbH engagierte er sich stark für die Standardisierung von Schnittstellen in der Apothekenwelt und begleitete viele Jahre die Vorbereitungsarbeiten für die elektronische Gesundheitskarte und das E-Rezept in Deutschland. Über Zwischenstationen beim ifap Service-Institut und bei marpinion landete er schließlich bei der NOVENTI Health SE, wo er seit 2020 als Bereichsvorstand die Apothekenverwaltungssoftware verantwortet.
Leidenschaftlich gern nutzt er seine umfassende Erfahrung in der Entwicklung digitaler Produkte und Services für Leistungserbringer im Gesundheitswesen, um die Apotheken vor Ort optimal auf die anstehenden Digitalisierungs-Veränderungen vorzubereiten.

Carlos Thees

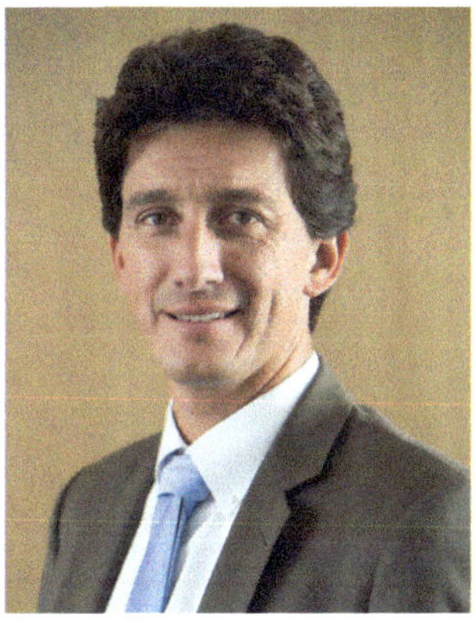

Carlos Thees (Jahrgang 1978, verheiratet, 1 Kind) ist diplomierter Wirtschaftsinformatiker und begann seine berufliche Laufbahn 1998 im pharmazeutischen Großhandel bei ANZAG. Als Abteilungsleiter eBusiness verantwortete er die ersten Schnittschnellen vom Pharmagroßhandel zu Apotheken-Online-Shops und das interaktive Kundenportal. Mit optiL entwickelte er ein Produkt zur Steigerung der Lieferfähigkeit bei gleichem bis verringertem Kapitaleinsatz, inklusive Benchmark und Monitoring basierend auf Schnittstellen aus der Warenwirtschaft. Seit 2013 ist Carlos Thees zunächst bei VSA als Vertriebsleiter für die Apothekenabrechnung verantwortlich und heute Client Liaison Manager bei NOVENTI Health SE.
Mit dem E-Rezept beschäftigt er sich seit rund 3 Jahren und betrachtet insbesondere die Auswirkungen der digitalen Übermittlung auf die Prozesse in der Apotheke. Bereits 2019 präsentierte er mit NOVENTI auf der Expopharm einen Gesamtablauf zum E-Rezept, der sich kaum von der jetzt feststehenden Umsetzung der gematik GmbH unterschieden hat.